Moderne Verfahren der Qualitätsberichterstattung im Krankenhaus

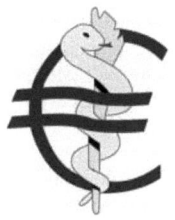

Moderne Verfahren der Qualitätsberichterstattung im Krankenhaus

Philipp Hämmerle
Alfred Estelmann
Martin Schwandt
Oliver Schöffski

Hämmerle, Philipp[a]
Estelmann, Alfred[b]
Schwandt, Martin[c]
Schöffski, Oliver[c]

[a]Neurologische Klinik Bad Aibling
Schön Kliniken
Kolbermoorer Str. 72
83043 Bad Aibling

[b]Klinikum Nürnberg
Prof.-Ernst-Nathan-Str. 1
90419 Nürnberg

[c]Universität Erlangen-Nürnberg
Lehrstuhl für Gesundheitsmanagement
Lange Gasse 20
90403 Nürnberg, Deutschland

Moderne Verfahren der Qualitätsberichterstattung im Krankenhaus
Schriften zur Gesundheitsökonomie 9, HERZ, Burgdorf, 2006
ISBN 3-936863-08-3

Herstellung: Books on Demand GmbH, Norderstedt

Inhaltsverzeichnis

Abbildungsverzeichnis

Abkürzungsverzeichnis

AEV   Arbeiter-Ersatzkassen-Verband

AHRQ   Agency for Healthcare Research and Quality

AOK   Allgemeine Ortskrankenkasse

BÄK   Bundesärztekammer

BAQ   Bayerische Arbeitsgemeinschaft für Qualitätssicherung in der statio-
            nären Versorgung

BMGS   Bundesministerium für Gesundheit und soziale Sicherung

BQS   Bundesgeschäftsstelle Qualitätssicherung gGmbH

CMS   Centres for Medicare and Medicaid Services

CT   Computertomographie

DIN   Deutsches Institut für Normung

DKG   Deutsche Krankenhausgesellschaft

DMP   Disease-Management-Programm

DPR   Deutscher Pflegerat

DRG   Diagnosis Related Groups

EEG   Elektroenzephalogramm

EFQM   European Foundation for Quality Management

EN   Europäische Norm

EQA   European Quality Award

ESO   Early Survey Option

FEISA	Forschungs- und Entwicklungsinstitut für das Sozial- und Gesundheitswesen Sachsen-Anhalt
f&w	führen & wirtschaften im Krankenhaus
GBA	Gemeinsamer Bundesausschuss
GKV	Gesetzliche Krankenversicherung
HCFA	Health Care Financing Administration
HD	Hauptdiagnose
HQA	Hospital Quality Alliance
HQI	Hospital Quality Initiative
Hrsg.	Herausgeber
ICD	International Classification of Diseases
IMI	Institut für medizinische Informationsverarbeitung
InEK	Institut für das Entgeltsystem im Krankenhaus
ISO	International Organization for Standardization
IV	Integrierte Versorgung
JCAH	Joint Commission on Accreditation of Hospitals
JCAHO	Joint Commission on Accreditation of Healthcare Organizations
JCI	Joint Commission International
KonTraG	Gesetz zur Kontrolle und Transparenz im Unternehmen
KIS	Krankenhausinformationssystem
KTQ	Kooperation für Transparenz und Qualität im Gesundheitswesen
ku	Krankenhaus-Umschau

LEP	Ludwig-Erhard-Preis
LQS	Landesgeschäftsstelle Qualitätssicherung
MDK	Medizinischer Dienst der Krankenkasse
MRT	Magnetresonanztomographie
n.n.bez.	nicht näher bezeichnet
NQF	National Quality Forum
OPS	Operationen- und Prozedurenschlüssel
PCCL	Patient Clinical Complexity Level
PDCA	Plan-Do-Check-Act
PET	Positronenemissionstomographie
QBE	Qualitätsberichterstattung
QM	Qualitätsmanagement
SGB	Sozialgesetzbuch
SMR	Standardisierte Mortalitätsratio
TEP	Totalendoprothese
VdAK	Verband der Angestellten-Krankenkassen
vgl.	vergleiche
WIDO	Wissenschaftliches Institut der AOK

1 Einführung

1.1 Einleitung

Der stationäre Sektor in Deutschland befindet sich im Umbruch. Neben der Umstellung auf eine pauschalierte Vergütung nach Diagnosis Related Groups (DRGs) und der Umsetzung einer integrierten Versorgung, mit der die Schnittstellen zwischen ambulantem und stationärem Sektor verbessert werden sollen, stehen derzeit Qualität, Qualitätssicherung und Qualitätsmanagement im Fokus von modernem Krankenhausmanagement. Seit der optionalen Einführung des DRG-Systems im Jahre 2003 wird vielfach auch vor negativen Auswirkungen gewarnt. Häufig werden trotz der positiven Wirkungen auf einen Qualitätswettbewerb insbesondere folgende gewichtige Kritikpunkte ins Feld geführt: „Blutige" Entlassungen, Verschiebungen von Patienten, deren stationäre Versorgung eigentlich noch nicht abgeschlossen ist, in ambulante, rehabilitative und pflegerische Bereiche oder erneute Klinikeinweisungen aufgrund von Komplikationen.[1] Um dennoch die Qualität weiter zu erhöhen bzw. zumindest auf hohem Niveau zu halten, ist eine Intensivierung von Qualitätssicherungsmaßnahmen notwendig. So wurde bereits im Jahr 2000 in der GKV-Reform das interne Qualitätsmanagement für Krankenhäuser und Rehabilitationseinrichtungen verpflichtend eingeführt.[2] Außerdem wird mit der Festlegung von Fallpauschalen, also Festpreisen für Klinikleistungen, nicht der Preis, sondern die Qualität der entscheidende Wettbewerbsfaktor in der stationären Versorgung sein.[3] Im Krankenhaussektor existiert deshalb eine Vielzahl von Qualitätsmanagementinitiativen, deren Ergebnisse über Qualitätsberichte nach außen getragen oder für interne Verbesserungen verwendet werden sollen. In der vorliegenden Arbeit sollen diese Initiativen näher erläutert werden. Verständlicherweise kann in diesem Rahmen keine umfassende Übersicht über alle vorhandenen Qualitätsbestrebungen gegeben werden, jedoch werden ausgewählte internationale wie nationale Konzepte vorgestellt.

---

[1] Vgl. Rüschmann, H.-H., Rüschmann, B., Roth, A. (2004), S. 127.
[2] Vgl. Schrappe, M., Wolf-Ostermann, K., Schlichtherle, S., Lauterbach, K. W. (2000), S. 478.
[3] Vgl. o. V. (2005), S. 45.

Nach einem einführenden Teil in Kapitel 1 über den Begriff der Qualität sowie die Sicht auf das Qualitätsmanagement durch die unterschiedlichen Anspruchs-gruppen im Krankenhaus werden im zweiten Kapitel, ausgehend von internatio-nalen Qualitätsmanagementsystemen, nationale Konzepte vorgestellt und jeweils kritisch gewürdigt. In Kapitel 3 wird zwischen gesetzlichen Verpflichtungen und freiwilligen Aktivitäten der Krankenhäuser unterschieden. Im vierten Kapitel sol-len die Probleme bei der Umsetzung in die Praxis erläutert werden, bevor ein Ausblick in die Zukunft und ein Fazit in Kapitel 5 die Arbeit abschließen.

Ziel dieser Schrift ist es, einen Überblick über verschiedene Initiativen der Quali-tätsberichterstattung zu geben und diese einer kritischen Bewertung zu unterzie-hen. Für die Verantwortlichen im Krankenhaus soll somit eine Hilfestellung zur Beurteilung der Verfahren gegeben werden, aufgrund derer sie selber eine geeig-nete Auswahl für das eigene Krankenhaus treffen können.

Rein methodisch wurde die Arbeit aufgrund von Literaturrecherche und Nachfor-schungen im Internet erstellt. Zur Einschätzung einzelner Verfahren gab es Ge-spräche mit Herrn Dr. Estelmann als Vertreter des Vorstandes des Klinikums Nürnberg, Frau Schwede als Leiterin der Abteilung Qualitätsmanagement sowie mit anderen Fachkräften. An dieser Stelle sei daher insbesondere Herrn Prof. Her-manek von der BAQ, Frau Dr. Wesselmann sowie Frau Rhein und Frau Meyer aus der Abteilung Qualitätsmanagement und Organisation im Klinikum Nürnberg für die fachlich sehr hilfreichen Gespräche herzlich gedankt.

1.2 Der Qualitätsbegriff

Entscheidend in der Diskussion über das Qualitätsmanagement ist der Begriff der Qualität und wie dieser aus unterschiedlicher Betrachtungsweise richtig zu inter-pretieren ist. Es existieren zahlreiche Definitionen für das, was Qualität ist bzw. sein soll.[4] Die Norm DIN EN ISO 8402 beschreibt Qualität beispielsweise als „Gesamtheit der Merkmale einer Einheit bezüglich ihrer Eignung, festgelegte und vorausgesetzte Erfordernisse zu erfüllen."[5] Diese allgemein für Produkte und

---

[4] Vgl. Thaller, G. E. (2000), S. 55-57.
[5] Vgl. DIN (Hrsg.) (1995), S. 211.

Dienstleistungen gegebene Definition wird präzisiert durch die Aussage: „Als Qualität bezeichnet man die Gesamtheit von Eigenschaften und Merkmalen eines Produktes, eines Prozesses oder einer Dienstleistung, die sie zur Erfüllung vorgegebener Erfordernisse geeignet machen."[6] Die Definition der Qualität der medizinischen Versorgung, als „Gesamtheit der Merkmale eines Prozesses oder eines Objektes hinsichtlich der Eignung, vorgegebene Erfordernisse im Sinne des Patienten und unter Berücksichtigung des aktuellen Kenntnisstandes der Medizin zu erfüllen"[7], versucht die speziell für das Gesundheitswesen relevanten zusätzlichen Bedürfnisse von Patienten und den aktuellen Wissensstand der Medizin mit einzubeziehen. Nach Ansicht von Lüngen und Lauterbach soll Qualität als „Grad, mit dem die medizinischen Leistungen die Wahrscheinlichkeit zur Erreichung gewünschter Ergebnisse für einzelne Patienten und Gruppen verbessern und sie in Einklang stehen mit aktuellen Standards des medizinischen Wissens" definiert werden.[8] Demnach ist es nicht primär entscheidend, ob für den Patienten das gewünschte Ergebnis erreicht wird, sondern Qualität ist bereits dann vorhanden, wenn die Wahrscheinlichkeit für die Verbesserung des Gesundheitszustandes erhöht wird. Zum weiteren Verständnis wird im Rahmen dieser Arbeit die klassische Dreiteilung von Qualität in ihre Bestandteile Struktur-, Prozess- und Ergebnisqualität übernommen.

1.3 Einteilung in Struktur-, Prozess- und Ergebnisqualität

Die Systematisierung von Qualität in Struktur-, Prozess- und Ergebnisqualität[9] hat sich weit verbreitet und geht auf Avedis Donabedian zurück, der bereits in den 1980er Jahren einen wesentlichen Beitrag zur (Weiter-) Entwicklung von Methoden zur Ermittlung der medizinischen Versorgungsqualität geleistet hat.

Unter **Strukturqualität** werden die „verhältnismäßig dauerhaften Merkmale der Leistungserbringer, der ihnen zur Verfügung stehenden Methoden und Ressour-

---

[6]   Vgl. BÄK – Bundesärztekammer (Hrsg.) (1998), S. 5.
[7]   Vgl. Viethen, G. (1995), S. 13.
[8]   Vgl. Lüngen, M., Lauterbach, K. W. (2002), S. 12.
[9]   Vgl. Donabedian, A. (1980), S. 79-128, und Schmutte, A. (1998), S. 92.

cen, sowie der physischen und organisatorischen Umgebung, in der sie arbeiten"[10], verstanden. Sie gibt also den physischen und organisatorischen Rahmen
vor, in dem die Gesundheitsversorgung erfolgt und umfasst dabei die notwendigen personellen, technischen und finanziellen Ressourcen. Somit gibt die Strukturqualität an, welche Voraussetzungen für die Behandlung von Patienten vorhanden sind. Sie wird bestimmt durch die Anzahl, die Kompetenz und die beruf-
liche Fort- und Weiterbildung der Mitarbeiter, den Organisationsaufbau eines
Krankenhauses (organisatorische Struktur), die finanziellen Mittel und die Ausstattung eines Krankenhauses im baulichen und apparativen Sinne, inklusive Be-
triebsmitteln sowie ihrer Inspektion, Wartung, Reparatur und Entsorgung (mate-
rielle Struktur).[11]

In einem nächsten Schritt beschreibt die **Prozessqualität** alle Maßnahmen und
Aktivitäten, die im Laufe der Patientenversorgung unter Berücksichtigung der
spezifischen Situation und Krankheitsmerkmale des Patienten ergriffen oder nicht
ergriffen werden.[12] Der Prozess soll dabei als Folge von Aktivitäten zwischen
dem behandelnden Arzt und dem die Leistung empfangenden Patienten nach
nachvollziehbaren bzw. nachprüfbaren Regeln systematisiert erfolgen und dem
Stand des medizinischen und pflegerischen Wissens entsprechen.[13] Wie bereits
der Definition von Prozessqualität zu entnehmen ist, hängt der Verlauf der Behandlung im Krankenhaus meist von der spezifischen Situation des Patienten ab
und kann deshalb oft nur im Einzelfall betrachtet werden. Dennoch ist das Denken und Handeln in Prozessen von großer Bedeutung. Die Prozessorientierung
verfolgt nämlich das Ziel, die für die Behandlung von Patienten erforderlichen
Prozessschritte der diagnostischen, therapeutischen und pflegerischen Maßnahmen zu analysieren und zu optimieren.[14] Dabei soll sich nicht nur die medizinische Leistungserbringung an professionell anerkannten Standards[15] orientieren

---

10   Übersetzt nach Donabedian, A. (1980), S. 81.
11   Vgl. BÄK – Bundesärztekammer (Hrsg.) (1998), S. 10, Schmutte, A. (1998), S. 9, Kaltenbach, T.
     (1991), S. 066, Viethen, G. (1995), S. 14, Wengle, H., S. 60, und Lüngen, M., Lauterbach, K. W.,
     (2002), S. 41.
12   Vgl. Kaltenbach, T. (1991), S. 70.
13   Vgl. BÄK – Bundesärztekammer (Hrsg.) (1998), S. 11.
14   Vgl. Gorschlüter, P. (1999), S. 18.
15   Vgl. Kaltenbach, T. (1991), S. 71.

und beurteilt werden, sondern auch für alle weiteren Komponenten der Kranken-
hausleistung (z.b. Serviceleistungen, Informationspolitik oder Kooperationsver-
halten) sind Richtlinien zu erarbeiten.[16] Die Art und Weise der wechselseitigen
Information, Kommunikation und Kooperation zwischen behandelnden Ärzten,
Pflegekräften und Patienten ist entscheidend für eine gute Prozessqualität. Sowohl Konflikte zwischen den Mitarbeitern im ärztlichen Dienst und in der Pflege
als auch mangelnde Zusammenarbeit der Krankenhäuser mit niedergelassenen
Ärzten bzw. Rehabilitationseinrichtungen gilt es zu vermeiden. Darüber hinaus
soll jede ergriffene diagnostische und therapeutische Maßnahme für den Patienten
angemessen sein. Für die Beurteilung, ob eine Prozedur indiziert und für den Patienten adäquat ist, dürfen einerseits Faktoren wie schulmedizinische Prinzipien,
Interesse an neuen innovativen Methoden und eigene Erfahrungen sowie andererseits finanzielle und organisatorische Aspekte nicht ignoriert werden.

Die letztlich wesentliche Qualitätskomponente ist die **Ergebnisqualität**. Sie legt
die Veränderung des Gesundheitszustandes von Patienten offen[17] und stellt eine
eindeutige Bezugsbasis für die Qualitätsbeurteilung dar[18]. Inhaltlich wird als Ergebnis der Behandlung im Krankenhaus die Verbesserung, Erhaltung, Heilung
bzw. Linderung des Gesundheitszustandes des Patienten und Endpunkt der medizinischen Versorgung gesehen.[19] Die Änderung des Gesundheitszustandes beinhaltet neben dem rein medizinischen Ergebnis auch die Beeinflussung von sozia-
len und psychologischen Funktionen, das veränderte gesundheitsbezogene Be-
wusstsein, Wissen und Verhalten sowie die Einstellungen der Patienten und ihre
Zufriedenheit.[20] Das Ergebnis, verstanden als Ausdruck der Erreichung spezifischer Ziele und Befriedigung von Patientenerwartungen, ist der zentrale Indikator
bei der Messung von Qualität.[21]

Durch die Fokussierung auf die Ergebnisse steht der Patient im Mittelpunkt, weil
unabhängig von dem, was ein Leistungserbringer unternimmt, die Konzentration

[16] Vgl. Schmutte, A. (1998), S. 9.
[17] Vgl. BÄK – Bundesärztekammer (Hrsg.) (1998), S. 12.
[18] Vgl. Kaltenbach, T. (1991), S. 73.
[19] Vgl. Kaltenbach, T. (1991), S. 74.
[20] Vgl. Schmutte, A. (1998), S. 94, und Kaltenbach, T. (1991), S. 74.
[21] Vgl. BÄK – Bundesärztekammer (Hrsg.) (1998), S. 12, und Kaltenbach, T. (1991), S. 73.

allein auf den Erfolg der Behandlung gelenkt wird und damit auf das, was für den Patienten von größtem Interesse ist. Problematisch allerdings bleibt bei der Ergebnismessung, dass das Ergebnis der Behandlung prinzipiell nicht nur vom behandelnden Arzt abhängt, sondern auch beeinflusst wird von der Kooperationsbereitschaft der Patienten und vom Zufall.[22] Die Entscheidung für eine Prozess- oder Ergebnismessung wird in der Literatur wie in der Praxis kontrovers diskutiert. Die Prozessmessungen erlauben zwar die Beantwortung der Frage, ob die geeigneten Leistungen tatsächlich am Patienten erbracht worden sind; unberücksichtigt jedoch bleibt, ob sie auch das gewünschte Ergebnis zur Folge haben. Problematisch ist insbesondere der Zeitpunkt der Messung anzusehen. Je größer der zeitliche Abstand zwischen Behandlung und Ergebnismessung ist, desto geringer ist der Bezug zum Behandlungsprozess. Allerdings sind Ergebnisse oft erst nach längerer Zeit aussagekräftig.

Die vorgestellte Systematik impliziert eine gewisse Abhängigkeit zwischen den einzelnen Qualitätsdimensionen. So geht Donabedian davon aus, dass eine gute Strukturqualität positiv auf die Prozessqualität wirkt und eine gute Prozessqualität zu einer besseren Ergebnisqualität führt.[23] Eine strenge Gesetzmäßigkeit ist allerdings nicht festzustellen, so dass eine gute Struktur- und Prozessqualität für eine gute Ergebnisqualität allenfalls förderlich sind, diese aber nicht garantieren können.[24] Abbildung 1 zeigt in einer Zusammenfassung die Einteilung der Qualität in Struktur-, Prozess- und Ergebnisqualität.

---

[22]   Vgl. Lüngen, M., Lauterbach, K. W. (2002), S. 4.
[23]   Vgl. Donabedian, A. (1980), S. 83-84.
[24]   Vgl. Lüngen, M., Lauterbach, K. W. (2002), S. 3.

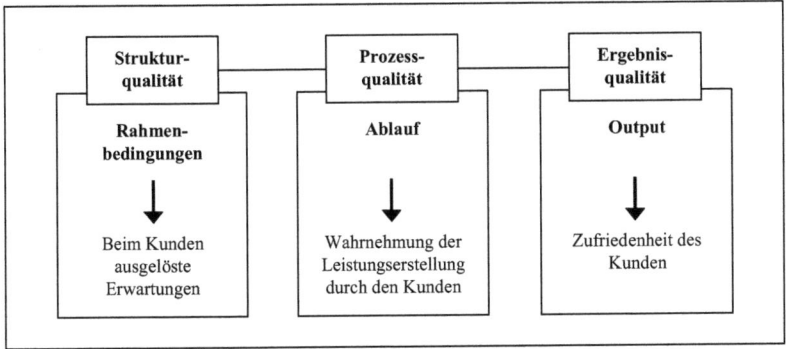

Abbildung 1:   Struktur-, Prozess- und Ergebnisqualität im Krankenhaus[25]

1.4   Gründe, Motive und Ziele für ein Qualitätsmanagementsystem und eine Qualitätsberichterstattung aus Sicht der Krankenhäuser

Die Motive eines Krankenhauses zum Aufbau eines Qualitätsmanagementsystems und einer Qualitätsberichterstattung sind vielfältig. Krankenhäuser bemühen sich verstärkt, durch entsprechende Darstellung nach außen, Marketing zu betreiben. Durch Präsentation von erteilten Zertifikaten oder ausführlichen Jahresberichten, die die Aktivitäten im Bereich des Qualitätsmanagements widerspiegeln, spricht das Krankenhaus neue Kunden an und versucht, soweit das im Rahmen des Gesundheitswesens möglich ist, Kundenbindung herzustellen. Dieser Aspekt ist deshalb von Bedeutung, weil sich der deutsche Krankenhaussektor in den letzten Jahren einer Reihe von gesetzlichen Änderungen ausgesetzt sah, die die Rahmenbedingungen ihres Handelns wesentlich verändert haben. Im Jahre 2000 wurden die Krankenhäuser neben der Einführung eines DRG-Systems bis 2004 nach australischem Vorbild auch dazu verpflichtet, ein **internes Qualitätsmanagement** zu betreiben und sich an einrichtungsübergreifenden Maßnahmen der Qualitätssicherung zu beteiligen.[26] Zudem hatte die Selbstverwaltung einen verbindlichen Katalog zu vereinbaren, der die Vorgabe von **Mindestmengen** für planbare Krankenhausleistungen regelt. Werden entsprechend Mindestmengen von ei-

---

[25]   Quelle: Schmutte, A. (1998), S. 95.

[26]   Vgl. SGB V (2005), § 135a.

nem Krankenhaus nicht erreicht, dürfen die dahinter stehenden Leistungen seit 1. Januar 2004 grundsätzlich nicht mehr erbracht werden. Aktuell umfasst dieser Katalog die fünf Leistungsbereiche Leber- und Nierentransplantationen, komplexe Eingriffe an der Speiseröhre und der Bauchspeicheldrüse sowie Stammzellentransplantationen.[27] Zusätzlich ist es für jedes Krankenhaus seit 2003 erforderlich, in bestimmten Leistungsbereichen Daten an die Bundesgeschäftsstelle Qualitätssicherung (BQS) zu liefern, die diese auswertet, aufbereitet und den Krankenhäusern zur Verfügung stellt.[28] Neueste Änderung ist der **strukturierte Qualitätsbericht** nach § 137 Abs. 1 Nr. 6 SGB V, wonach Kliniken seit September 2005 im zweijährigen Turnus für das jeweils vorangegangene Jahr einen Bericht erstellen müssen und dieser auch im Internet veröffentlicht werden muss.

Doch nicht nur die gesetzlichen Neuerungen zwingen Krankenhäuser dazu, ihr Augenmerk verstärkt auf das Qualitätsmanagement zu lenken, sondern auch verschiedene Zielgruppen mit ihren spezifischen Forderungen erwarten dies. Insbesondere Patienten und niedergelassene Ärzte sehen sich in ihrer Position als zentrale Kunden der Krankenhäuser gestärkt.[29] Durch die Einführung des DRG-Systems hat sich der Wettbewerb um Patienten dahingehend verändert, dass neben einem Kosteneffekt auch ein Kapazitätseffekt auftritt. Überkapazitäten und Ineffizienzen im stationären Sektor haben seither bereits Kapazitätsanpassungen und mitunter bereits Marktaustritte zur Folge gehabt. In den Jahren 1991 bis 2003 sank die Zahl der Krankenhäuser von 2411 auf 2197, was einem Rückgang von 8,9 % entspricht. Parallel dazu hat sich im gleichen Zeitraum die Zahl der Betten von 665.565 auf 541.901 reduziert (Rückgang von 18,6 %), während die Fallzahl von 14.576.613 auf 17.295.910 (erstmalig leichter Rückgang in 2003 gegenüber 2002), also um 18,7 %, zunahm. Diese Entwicklung hat sich teilweise fortgesetzt.[30] Für die 2006 abrufbaren Daten aus dem Jahr 2004 liegen folgende Entwicklungslinien vor:[31] Die Zahl der Krankenhäuser ist um weitere 33 Einrichtungen auf 2.166 zurückgegangen, die Zahl der Betten hat sich um 10.568 auf

---

[27] Vgl. Lehr, A. (2005), S.286.
[28] siehe Kapitel 3.1.1.
[29] Vgl. Schmutte, A. (1998), S. 1.
[30] Vgl. Rüschmann, H.-H., Rüschmann, B., Roth, A. (2004), S. 124.
[31] www.destatis.de [23.10.2006, 15:45]

531.333 vermindert, und auch die Fallzahl ist auf nunmehr 16.801.649 Patienten weiter gefallen. Die durchschnittliche Verweildauer beträgt in 2004 8,7 Tage, die Bettenauslastung lediglich 75,5 %. Für Krankenhäuser wird es also entscheidend sein, über eine hohe Leistungsqualität ihre Patienten so zufrieden zu stellen, dass trotz der genannten Entwicklungen ihre Existenz gesichert werden kann.

Auch mit der Förderung der **Integrierten Versorgung**, also dem Bemühen die sektoralen Grenzen aufzulösen, entstehen für Krankenhäuser neue Betätigungsfelder. Es existieren Chancen kooperativer und interdisziplinärer ambulanter Versorgungsstrukturen, die die Krankenhäuser allerdings nur nutzen können, wenn sie sich dem Wettbewerb stellen. Die Öffnung der Ambulanz für Krankenhäuser dürfte allerdings kaum zu einer Erhöhung des Systembudgets führen, sondern die Finanzierung wird nur durch Verlagerungseffekte realisiert, also einer Verschiebung von Krankenhäusern hin zu anderen Krankenhäusern und vom vertragsärztlichen Bereich hin zu Krankenhäusern.[32] Die integrierte Versorgung soll die unzureichende fachärztliche Regelversorgung verbessern.[33] Eine f&w-Umfrage im Oktober 2004 ergab, dass sich 67 % der befragten 80 Krankenhäuser an einem Aufbau von **Medizinischen Versorgungszentren** beteiligen wollen.[34] Im Ringen um die IV-Verträge sind sicherlich jene Anbieter im Vorteil, die sowohl höhere Qualität als auch niedrigere Kosten nachweisen können, da die Krankenkassen Leistungen von Krankenhäusern über Einzelverträge einkaufen. Der Qualitätswettbewerb wird somit weiter vorangetrieben. Deshalb ist es wichtig, sowohl in der Außendarstellung als auch nach innen für die Mitarbeiter ein umfassendes Qualitätsmanagement zu betreiben.

Ein Qualitätsmanagementsystem und eine Qualitätsberichterstattung beinhalten dabei sämtliche qualitätsbezogenen Aktivitäten, die strategisch ausgerichtet sind und die Qualitätspolitik, die Qualitätsziele sowie die Verantwortlichkeiten festlegen und mit Hilfe von Methoden der Qualitätsplanung, -kontrolle, -sicherung, -darlegung und -verbesserung realisieren.

---

[32] Vgl. Robbers, J. (2004), S. 61.
[33] Vgl. Lauterbach, K. W. (2005), S. 45.
[34] Vgl. Plamper, E., Lauterbach, K. W. (2005), S. 39.

Darüber hinaus ist das **Risikomanagement** ein wesentlicher Grund für den Aufbau eines Qualitätsmanagements. Dabei soll nicht abgewartet werden, bis durch einen Behandlungs-, Dokumentations- oder Organisationsmangel ein Schadensfall eintritt, sondern durch die Beschreibung der im Krankenhaus ablaufenden Prozesse sollen möglichst Schäden verhütet, individuelle, organisatorische und technische Mängel vermieden und Schwachstellen in der täglichen Routine der Krankenbehandlung beseitigt werden.[35] Patientenbeschwerden, Presseberichte über Komplikationen oder Zwischenfälle schaden nicht nur dem Image des Krankenhauses, sondern können auch zu empfindlichen Haftungsansprüchen führen. Klagen, Strafanzeigen und mangelndes Vertrauen der Patienten in Ärzteschaft und Pflegekräfte können im Zuge des härter werdenden Wettbewerbs zu einer reduzierten Akzeptanz, einer sinkenden Patientenzahl und damit zu einer schlechteren wirtschaftlichen Situation führen. Somit spielt die systematische Identifizierung und die anschließende Beseitigung von Gefahrenquellen im Krankenhaus durch Risikomanagement eine wichtige Rolle, auch weil durch die Reduzierung der Haftungspflicht Kosten gesenkt werden können. Das Risikomanagement kann allerdings keine fachliche Überprüfung der Ärzte, Pflegekräfte oder Verwaltung durchführen, sondern soll einen richtigen Umgang mit den wesentlichen Risiken und Maßnahmen mit dem Ziel einer angemessenen Risikosteuerung geben. Ein Qualitätsmanagementsystem mit detaillierten Dokumentationen über die Prozessabläufe kann hierbei einen wertvollen Beitrag leisten.

Auch durch das Bilanzierungsrecht ist ein Krankenhaus zum Aufbau eines Risikomanagementsystems verpflichtet. Das **KonTraG** sieht diese gesetzliche Regelung eigentlich nur für Aktiengesellschaften vor, da aber die Geschäftsführungspflichten für andere Gesellschaftsformen gesetzlich nur sehr spärlich geregelt sind, sind diese Gesetzmäßigkeiten auch auf Gesellschaften anderer Rechtsformen wie Vereine oder GmbHs übertragen worden.[36] Im Zuge der Regelungen zu **Basel II** ist es für Krankenhäuser zwingend erforderlich, im Geschäftsbericht den Anteilseignern die Risiken der künftigen Entwicklung aufzuzeigen. Grundsätzlich ist das Risikomanagement ein Prozess, wie er in Abbildung 2 dargestellt ist.

---

[35] Vgl. Ulsenheimer, K. (2001), S. 333.
[36] Vgl. Jürgens, A., Allkemper, T. (2000), S. 632.

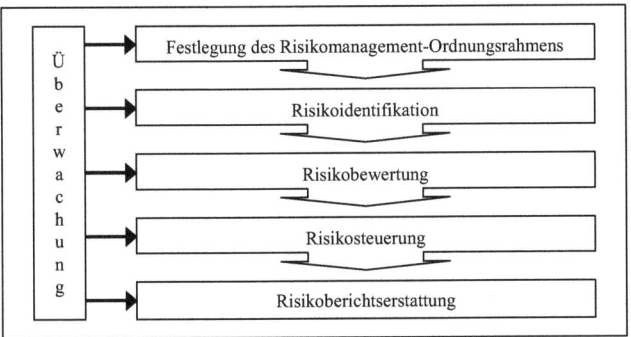

Abbildung 2: Der Risikomanagementprozess[37]

Aufgrund der Unsicherheit bei Unternehmensentscheidungen muss zunächst ein Rahmenkonzept bestimmt werden, bevor die Risiken identifiziert und anschließend bewertet werden. Eine zeitgerechte und vollständige Berichterstattung kann gewährleisten, dass bei nicht bewältigten Risiken entsprechend schnell Gegenmaßnahmen eingeleitet werden.

Parallel dazu dienen ein Qualitätsmanagementsystem und eine Qualitätsberichterstattung auch zur Information, um die eigene Qualität beurteilen zu können. Erbringt ein Krankenhaus nachweislich in bestimmten Bereichen eine überdurchschnittliche Qualität, so bringt dies wiederum Wettbewerbsvorteile mit sich und stärkt die eigene Position am Markt. Andererseits können Bereiche, in denen die Qualität unter dem Durchschnitt oder einem selbst gesetzten Zielwert liegt, offen gelegt werden. Eine transparente Darlegung von Problemen und ein überzeugendes Konzept zu ihrer Beseitigung werden nach Meinung der Autoren in der Öffentlichkeit eher begrüßt als Versuche zu ihrer Vertuschung. Das Krankenhaus erhält durch Qualitätsmanagement Ansatzpunkte, eigene Schwächen zu identifizieren und kann sich mit Hilfe von Benchmarking mit seinen Wettbewerbern messen lassen.

---

[37] Quelle: Jürgens, A., Allkemper, T. (2000), S. 634.

1.5 Interessen wichtiger Stakeholder des Krankenhauses

Mitte der 1990er Jahre wurde auch im Krankenhaussektor versucht, die Idee des Shareholder Values zu etablieren. Ein Krankenhaus wäre demnach erfolgreich, wenn es aus der Sicht seiner Anteilseigner einen hohen Wert darstellt. Relativ rasch hat man jedoch erkannt, dass dieser Ansatz im komplexen stationären Sektor zu kurz greift. Ursache dafür sind die vielen, an den Entscheidungsprogrammen beteiligten Anspruchsgruppen, die so genannten Stakeholder. Drei besonders wichtige Stakeholder werden im Folgenden näher inspiziert.

1.5.1 Patienten

Wie in Kapitel 1.3 beschrieben, sind Krankenhäuser bereits heute einem Wettbewerb ausgesetzt, in dem die Qualität eine entscheidende Rolle spielt. Der Qualitätsbegriff im Krankenhaus bezieht sich traditionell auf die medizinisch objektive Qualität, die allerdings um eine subjektiv vom Patienten wahrgenommene Qualität der Krankenhausleistungen, die zu seiner Zufriedenheit beiträgt, ergänzt werden sollte. Im Wettbewerb um Patienten bzw. neudeutsch Kunden werden diejenigen Kliniken einen Vorteil haben, die die Wünsche dieser Zielgruppe besser befriedigen können als andere. Das Anbieten guter Qualität ist also ein Mittel zum Zweck, um langfristig finanzielle Erfolge zu erzielen und die Wettbewerbsfähigkeit zu sichern. Dafür ist es allerdings notwendig, sich mit den Bedürfnissen, Wünschen und Erwartungen der Patienten auseinander zu setzen. Die Erwartungen der Patienten gehen in aller Regel weit über die medizinische und pflegerische Versorgung hinaus. So verspricht sich der Patient von seinem Aufenthalt neben der Heilung oder Linderung von Beschwerden und der Verbesserung seiner Lebensqualität auch eine gastfreundliche Aufnahme, eine verständnisvolle Kommunikation mit seinen Ärzten, ein ansprechendes Umfeld und umfassende Informationen.[38] Der Patient wird im Krankenhaus bereits seit einiger Zeit auch als Kunde angesehen, wobei aus Sicht der Krankenhäuser darauf zu achten ist, dass jeder Kunde verschieden ist und als Individuum mit eigenen persönlichen Bedürfnissen und Erwartungen angesehen werden muss.[39] Insbesondere potentiel-

---

[38] Vgl. BÄK – Bundesärztekammer (Hrsg.) (1998), S. 43, und Otte, T. (2002), S. 264.

[39] Vgl. BÄK – Bundesärztekammer (Hrsg.) (1998), S. 43.

le Patienten erwarten daher verständliche und leicht erreichbare Informationen über die Leistungsfähigkeit der Einrichtung und öffentliche Informationen über Qualitätsdefizite.[40]

Zusammenfassend kann festgehalten werden, dass Erwartungen, die von Patienten an die Qualität stationärer Versorgung gerichtet sind, sich in sieben Kategorien einteilen lassen, die in Abbildung 3 aufgeführt sind.

1	Wiederherstellung von Gesundheit bzw. körperlichem Wohlbefinden
2	Respekt vor der Person des Patienten, Respekt vor ihren subjektiven Werten und Vorstellungen
3	Ausreichende und verständliche Informationen
4	Emotionale Unterstützung und Empathie
5	Fachgerechtigkeit und Kompetenz der medizinischen Behandlung und pflegerischen Betreuung im Krankenhaus
6	Einbeziehung von Partner, Familie und Freunden
7	Kontinuität der Versorgung, verstanden als personelle Kontinuität innerhalb der Einrichtung und als Kontinuität zwischen den Versorgungsbereichen, etwa als Hilfe bei der Entlassung aus dem Krankenhaus in einen anderen Versorgungsbereich bzw. zurück in die häusliche Umgebung

Abbildung 3:   Erwartungen der Patienten an die Qualität der stationären Versorgung[41]

Der Patient ist zwar verständlicherweise primär an einer guten medizinischen Qualität interessiert, hat zu dessen Beurteilung aber oft nicht das ausreichende fachliche Wissen. Infolgedessen beurteilt er die Qualität seiner Behandlung heute noch häufig über andere Parameter, wie beispielsweise die Wertschätzung, die ihm von Mitarbeitern entgegengebracht wird, die Kommunikation, die Hotelleistungen, die Wartezeiten während der Diagnostik und das wahrgenommene Betriebsklima. Eine Befragung von Patienten zu unterschiedlichen Zeitpunkten ihres Krankenhausaufenthaltes ergab, dass zum Zeitpunkt der Einweisung die (vermutete) medizinische Qualität das wichtigste Merkmal zur Beurteilung der Leistungsfähigkeit eines Krankenhauses ist. Nach erfolgreich überstandener OP nehmen die Hotelleistungen an Bedeutung in der Art und Weise zu, wie die medizinische Qualität an Stellenwert verliert. Bei der Entlassung nimmt dann die medi-

---

40   Vgl. Dierks, M.-L., Schaeffer, D. (2005), S. 135.
41   Quelle: Dierks, M.-L., Schaeffer, D. (2005), S. 136.

14

zinische Qualität wieder an Gewicht zu und die Rolle des Arztes rückt erneut in den Vordergrund.[42]

Patientenbefragungen spielen inzwischen eine wichtige Rolle, da Patienten als „teilnehmende Beobachter mit Expertenstatus"[43] gesehen werden, die in gewisser Weise Leistungsangebote auswählen und weiterempfehlen. Solche Befragungen müssen Krankenhäuser seit 1999 im Rahmen des internen Qualitätsmanagements verpflichtend durchführen. Wie solche Patientenbefragungen ausgestaltet sein sollten und welche Methoden im Einzelnen angewendet werden sollten, wird in der Literatur des Öfteren diskutiert.[44] Entscheidend für das einzelne Krankenhaus wird sein, dass Patienten es aufgrund ihrer Erfahrungen weiterempfehlen. Ob sie dies tun, hängt zum einen vom Faktor Medizin ab, der die Behandlung und Betreuung durch das ärztliche Personal, die Verbesserung des Befindens und die Erreichung des Therapieziels beinhaltet. Zum anderen spielt die Gesamtatmosphäre, die sich aus den Merkmalen Ambiente (z.b. Sauberkeit, Essen) und Personal (z.b. Freundlichkeit des Personals, Zufriedenheit mit dem Service) zusammensetzt, eine Rolle.[45] Aus diesem Grund wird es wichtig sein, sämtliche Qualitätsmanagementaktivitäten mit der Patientenorientierung zu verknüpfen.

1.5.2 Krankenkassen als Kostenträger

Die Krankenkassen wünschen ebenfalls eine für ihre Patienten möglichst gute Behandlungsqualität und begrüßen daher Bestrebungen zu mehr Transparenz ausdrücklich. Durch die Möglichkeit des Benchmarking soll der Grundsatz ‚Geld folgt der Leistung' verwirklicht werden.[46] Als Kostenträger haben die Krankenkassen ein Interesse daran, nach auffälligen Abrechnungen zu fahnden und Abrechnungsstrategien entgegenzuwirken. Ein Problem aus Sicht der Kassen ist das so genannte **Fallsplitting**. Dabei besteht die Möglichkeit für Krankenhäuser in einem ersten Aufenthalt die Diagnostik vollständig mit der Kasse abzurechnen

---

[42] Vgl. v. Eiff, W. (2003), S. 962.
[43] Vgl. Schröder, C., Riedel, S., Schmutzer, G., Brähler, E., Schwarz, R. (2004), S. 675.
[44] Vgl. Schröder, C., Riedel, S., Schmutzer, G., Brähler, E., Schwarz, R. (2004), Otte, T. (2002), Müller, M. (1999), Lang, J. (1999), v. Eiff, W. (2003), Lanz, C. (2004).
[45] Vgl. Brandmaier, R., Fischenbeck, E., Heinz-Leisenheimer, M., Radtke, D. (2003), S. 465.
[46] Vgl. Bruns, J. (2004), S. 63.

und in einem zweiten vollstationären Aufenthalt die eigentliche Erkrankung zu behandeln.

Von den Krankenkassen wird auch aufgrund der Problematik der Folgekosten eine hohe Behandlungsqualität gefordert. Im Zuge der Integrierten Versorgung können Krankenkassen sektorenübergreifende Verträge mit einzelnen Leistungsanbietern schließen. Dabei sucht sich die Kasse ihre Vertragspartner auch aufgrund von Qualitätsüberlegungen aus und schließt nur Verträge mit solchen Einrichtungen ab, von denen sie überzeugt ist, dass sie eine gute Behandlungsqualität sicherstellen können. Da bei älteren Personen die Krankenversicherung (und nicht wie bei Erwerbstätigen die Rentenversicherung) für die Rehabilitationsmaßnahmen aufkommen muss, ist die Krankenkasse an möglichst geringen Folgekosten der Krankenhausbehandlung interessiert, welche ihrerseits aber eine möglichst hohe Behandlungsqualität aufweisen sollte.

Auch im Wettbewerb der Krankenkassen um die Gunst der Kunden erhalten in integrierte Versorgungsverträge eingeschriebene Versicherte ein umfassend koordiniertes und zunehmend qualitätsgesichertes Spektrum an Behandlungsleistungen.[47] Deshalb erwarten die Krankenkassen von den Krankenhäusern mehr Informationen über die Ergebnisqualität als primäres Qualitätsziel, um eine Art Haftung für den Erfolg geltend machen zu können. Das Krankenhaus kann dieser Forderung nur durch eine ausführliche Darlegung der Qualitätsmanagementaktivitäten nachkommen.

1.5.3 Einweisende Ärzte

Die einweisenden Ärzte haben ebenso ein großes Interesse daran, dass ihre Patienten eine komplikationsfreie und erfolgreiche Behandlung im Krankenhaus erhalten. Ein persönliches Interesse besteht für den einweisenden Arzt auch in dem Sinne, ob seine Empfehlung an den Patienten zum Besuch eines bestimmten Krankenhauses gerechtfertigt war. Der behandelnde Arzt ist nach wie vor der bedeutendste Ansprechpartner bei der Auswahl des Krankenhauses.[48] Die Informationen über die Qualität eines Krankenhauses erhält der Arzt auf verschiedenen

---

[47]   Vgl. Strang, A., Schulze, S. (2004), S. 33.
[48]   Vgl. Dierks, M.-L., Schaeffer, D. (2005), S. 137.

Wegen. Eigene Erfahrungen aus der Zusammenarbeit mit Krankenhausärzten, Abteilungen oder Stationen, Rückmeldungen von behandelten Patienten aber auch Strukturinformationen wie das Vorhandensein einer bestimmten Technologie spielen in diesem Zusammenhang eine Rolle. Deshalb ist es auch für ein Krankenhaus bedeutend, mit geeigneten Informationen die niedergelassenen Ärzte von der Qualität der Behandlung im Krankenhaus zu überzeugen.

2   Qualitätsmanagement – Darlegungsmodelle im Krankenhaus

2.1   Internationale Qualitätsinitiativen

2.1.1   Akkreditierungsverfahren der JCAHO/JCI

Die Beurteilung der Qualität durch eine zentrale Stelle anhand von Standards hat
in den USA eine lange Tradition. Die Joint Commission on Accreditation of
Healthcare Organizations (JCAHO) bzw. ihr international tätiger Zweig Joint
Commission International (JCI) mit Sitz in Chicago im Bundesstaat Illinois führen ein seit langem etabliertes Verfahren der **Akkreditierung** durch. Die Akkreditierung wird in diesem Zusammenhang gerne mit der Zertifizierung, wie sie in
Deutschland vorgenommen wird, verwechselt. Unter Zertifizierung versteht man
eine „Maßnahme durch einen unparteiischen Dritten, die aufzeigt, dass angemes-
senes Vertrauen besteht, dass ein ordnungsgemäß bezeichnetes Erzeugnis, Verfahren oder eine ordnungsgemäß bezeichnete Dienstleistung in Übereinstimmung
mit einer bestimmten Norm oder einem bestimmten anderen normativen Doku-
ment ist"[49]. Im Vergleich dazu stellt die Akkreditierung die formelle Anerkennung der Kompetenz dar, bestimmte Prüfungen oder Prüfungsarten durchzuführen.[50] Der grundsätzliche Ablauf einer solchen Akkreditierung, die verwendeten
Standards sowie die Tätigkeiten der JCAHO bei der Veröffentlichung von Qualitätsdaten (Quality Check), werden nun dargestellt.

2.1.1.1   Organisationsaufbau der JCAHO

Aus einem 1951 erfolgten Zusammenschluss zwischen dem American College of
Physicians (ACP), der American Hospital Association (AHA)[51], der American
Medical Association (AMA)[52] und der Canadian Medical Association (CMA) mit
dem American College of Surgeons (ACS)[53] entstand die private, gemeinnützige

---

[49]   Quelle: DIN (Hrsg.) (1995), S. 355.
[50]   Vgl. DIN (Hrsg.) (1995), S. 12.
[51]   Amerikanische Krankenhausgesellschaft.
[52]   Amerikanische Bundesärztekammer.
[53]   Fachakademie der amerikanischen Chirurgen.

Gesellschaft Joint Commission on Accreditation of Hospitals (JCAH), die seit-
dem Krankenhäuser akkreditiert. Das ACS entwickelte bereits im Jahr 1918 Minimalstandards für Krankenhäuser, die aber seinerseits nur 89 von 692 Kliniken
erfüllen konnten. 1950 sind bereits mehr als 3.200 amerikanische Kliniken akkreditiert.[54]

In den nachfolgenden Jahren werden die ‚Minimum Standards for Hospitals' lau-
fend erweitert und aktualisiert, bis sie 1970 von Minimalstandards in optimal erreichbare Kriterien umgewandelt werden. 1987 wird die JCAH in Joint Commission on Accreditation of Healthcare Organizations (JCAHO) umbenannt, um dem
Streben nach weiteren Aktivitäten im gesamten US-amerikanischen Gesundheitswesen Ausdruck zu verleihen. Sieben Jahre später entsteht die Joint Commission International (JCI), um auch außerhalb der USA Akkreditierungen und
Beratungsleistungen anbieten zu können. Ziel der JCAHO/JCI ist es, „to continu-
ously improve the safety and quality of care provided to the public through the
provision of health care accreditation and related services that support perform-
ance improvement in health care organizations"[55].

Mittlerweile hat diese private, unabhängige und gemeinnützige Körperschaft insgesamt über 20.000 Einrichtungen und etwa 4.500 Krankenhäuser[56] in den USA
akkreditiert und somit eine monopolähnliche Stellung erreicht. Zusätzlich zu den
in den Vereinigten Staaten befindlichen Krankenhäusern können sich auch Kliniken außerhalb der Landesgebiete akkreditieren lassen, wenn entweder die amerikanische Regierung Träger des Krankenhauses ist oder sie alle folgenden Kriterien erfüllt haben:[57]

- Die Leistungserbringung ist mit den Standards der Joint Commission ver-
  einbar.

---

[54] Vgl. http://www.jointcommission.org/AboutUs/joint_commission_history.htm [Stand: 12.09.2006 18:30].

[55] Quelle: http://www.jointcommission.org/AboutUs/joint_commission_facts.htm [Stand: 12.09.2006 18:32].

[56] Dies entspricht ca. 80 % aller Krankenhäuser in den USA, Vgl. http://www.jcaho.org/htba/hospitals/acts.htm [Stand: 24.08.2005 14:52].

[57] Vgl. http://www.jointcommission.org/HTBAC/HAP/hap_cah_eligibility.htm [Stand: 12.09.2006 15:49].

- Mit Hilfe von Übersetzern können die Begutachter mit dem gesamten Klinikpersonal und mindestens der Hälfte der Patienten kommunizieren und medizinische Aufzeichnungen und Dokumente, die die Leistung der Klinik beschreiben, verstehen.

- Mindestens 10 % der Patienten sind amerikanische Staatsbürger oder die amerikanische Regierung vereinbart mit dem Krankenhaus eine Krankenbehandlung für amerikanische Staatsbürger oder das Krankenhaus dieses Landes wird von amerikanischen Staatsbürgern vorzugsweise aufgesucht.

Die JCAHO benennt eine Reihe von Vorteilen, die mit einer Akkreditierung verbunden sind.[58] Zunächst wird das Vertrauen der Öffentlichkeit in die Qualität und Sicherheit der Behandlung gestärkt. Eine erfolgreiche Akkreditierung stellt ein Signal dafür dar, dass Leistungen der höchsten Qualität angeboten werden. Außerdem kann dies zu einem Wettbewerbsvorteil führen und die Chancen verbessern, neue Patienten zu gewinnen. Durch die Ausrichtung der Joint Commission Standards auf die kontinuierliche Leistungsverbesserung werden das Fehlerrisiko und das Risiko niedriger Qualität reduziert. Zudem stehen die Patientensicherheit und die Qualität der Behandlung im Mittelpunkt der Anstrengungen der JCAHO, die akkreditierte Einrichtungen auch im Nachhinein permanent unterstützt sowie fort- und weiterbildet.

Das Begutachtungsteam besteht aus erfahrenen Fachkräften, die während der Untersuchung vor Ort wichtige Ratschläge geben können und beratend zur Seite stehen. Bei der Suche nach qualifiziertem Personal ist eine Akkreditierung in den USA inzwischen auch dann von Vorteil, wenn Fachkräfte bevorzugt in akkreditierten Einrichtungen arbeiten wollen und bessere Möglichkeiten sehen, ihr Wissen und ihre Fähigkeiten in eine solche Arbeitsstätte einzubringen als in eine nicht akkreditierte. Ein wichtiger Punkt ist zudem, dass die Akkreditierung als Voraussetzung für die Teilnahme am staatlichen Medicare- und Medicaid-Programm gilt und somit eine ansonsten notwendige staatliche Kontrolle über die Güte der beteiligten Einrichtungen entfallen kann. Seit 1965 bereits erhalten die Krankenhäuser in den USA für die stationäre Krankenhausbehandlung der über

---

[58] Vgl. http://www.jointcommission.org/NR/rdonlyres/3602CE1F-E2BB-4FF0-85E-49560E50DE1F/0/joint_commission_brochure.pdf [Stand: 12.09.2006 18:35].

65-jährigen Patienten einen Großteil der Medicare-Ausgaben des Bundes. Darüber hinaus stellt die Akkreditierung eine Voraussetzung für die Teilnahme an Managed Care-Plänen für den Abschluss von Versorgungsverträgen und für Verträge mit einzelnen Kostenträgern dar. Nicht zuletzt kann eine Akkreditierung mit Hilfe der Verbesserung des Risikomanagements auch zu einer Reduzierung von Versicherungskosten führen.

2.1.1.2 Akkreditierungsverfahren und Standards der JCAHO

Im Jahre 2004 wurde das Akkreditierungsverfahren für Gesundheitseinrichtungen wesentlichen Änderungen unterzogen. Der neue Akkreditierungsprozess berücksichtigt kritische Prozessabläufe und zielt von einer reinen Begutachtungsvorbereitung auf eine kontinuierliche Verbesserung von Prozessen ab, die die Patientensicherheit und die Behandlungsqualität unmittelbar beeinflussen. Die Änderungen umfassen zudem die Einführung der elektronischen Antragsstellung, die formale Zertifizierung der Begutachter, eine intensive Überprüfung und Überarbeitung der Standards sowie einen komplett neuen Begutachtungsprozess.

Die Standards der JCAHO beziehen sich auf die Leistungserbringung des Krankenhauses in bestimmten Bereichen und stellen die Anforderungen für eine sichere und zuverlässige Behandlung dar. Die Joint Commission entwickelt ihre Standards in enger Zusammenarbeit mit Experten aus dem Bereich der Kostenträger, Leistungserbringern, wie Ärzten und Fachkräften aus der Forschung und Ergebnismessung. Eine interne Überprüfung der Standards und Anforderungen im Jahr 2000 führte dazu, dass die Anzahl der Standards reduziert, die Klarheit und die Bedeutung der verbleibenden Standards verbessert und der damit verbundene Dokumentationsaufwand für die betreffenden Einrichtungen verringert werden konnten. Diese revidierte Fassung wurde 2004 zum ersten Mal angewandt und ist in die drei Bereiche patientenbezogene, organisatorische und strukturelle Funktionen unterteilt. Abbildung 4 gibt einen Überblick über die drei Sektionen mit ihren unterschiedlichen Kapiteln, die im offiziellen Handbuch der JCAHO (Hospital Accreditation Standards) noch in Leistungsbereiche aufgegliedert sind.

Section		Chapter	
1	Patient-Focused Functions	Ethics, Rights, and Responsibilities	RI-1
		Provision of Care, Treatment, and Service	PC-1
		Medication Management	MM-1
		Surveillance, Prevention, and Control of Infection	IC-1
2	Organization Functions	Improving Organization Performance	PI-1
		Leadership	LD-1
		Management of the Environment of Care	EC-1
		Management of Human Resources	HR-1
		Management of Information	IM-1
3	Structures with Functions	Medical Staff	MS-1
		Nursing	NR-1

Abbildung 4:   Standards der JCAHO[59]

Um akkreditiert werden zu können, muss ein Krankenhaus sich alle drei Jahre einer Begutachtung durch ein Expertenteam der JCAHO unterziehen. Aus einem Kontingent von mehr als 350 derartigen Experten wählt die JCAHO ein zumeist dreiköpfiges Team, bestehend aus einer ärztlichen, pflegerischen und Verwaltungsfachkraft aus, um nicht nur das Krankenhaus zu bewerten, sondern auch Hilfestellung dabei zu geben, die Behandlungsqualität permanent zu verbessern. Bei Krankenhäusern mit weniger als 75 Betten besteht das Begutachtungsteam normalerweise aus nur zwei Mitgliedern, einer ärztlichen und einer Pflegekraft, und kann entsprechend dem Leistungsangebot des Krankenhauses durch Fachleute aus Spezialgebieten ergänzt werden.[60]

Allgemein empfiehlt die JCAHO den Krankenhäusern, sich in neun Schritten für die Begutachtung vorzubereiten.[61] Zunächst (Schritt 1) sollen sich die Krankenhäuser die aktuelle Ausgabe des Joint Commission Handbuchs mit allen Standards besorgen. Anschließend (Schritt 2) bewerten sie sich systematisch selbst und überprüfen dabei die grundsätzliche Übereinstimmung mit den Standards. Danach (Schritt 3) sollen Möglichkeiten zur Verbesserung aufgedeckt werden

---

[59]   Vgl. JCAHO (2005b).
[60]   Vgl. JCAHO (1998), S. 28.
[61]   Vgl. http://www.jointcommission.org/AccreditationPrograms/Hospitals/AccreditationProcess/ preparing_for_survey.htm [Stand: 12.09.2006 18:53].

und Handlungsempfehlungen ausgesprochen (Schritt 4) werden. Im nächsten Schritt 5 gilt es, die Übereinstimmung der Arbeit im klinischen Alltag mit den JCAHO-Standards zu untersuchen, bevor der Antrag auf eine Begutachtung gestellt wird. Erst dann sind die Begutachtungsgebühren zu zahlen und die Leistungsverbesserungsvorschläge können genutzt werden (Schritt 6). In Schritt 7 ist der gesamte Untersuchungsprozess der JCAHO mit seinem Ansprechpartner, der das Krankenhaus unterstützt, zu koordinieren. Bei der Begutachtung vor Ort (Schritt 8) ist es erforderlich, dem Team unterstützend zur Seite zu stehen und im letzten Schritt 9 die kontinuierliche Übereinstimmung mit den Anforderungen der JCAHO sicherzustellen.

Eine Begutachtung dauert in der Regel zwei bis fünf Tage und endet mit einem Akkreditierungsbericht, der sämtliche Erkenntnisse der Experten sowie Stärken und Schwächen in Bezug auf Qualität, Struktur und Organisation beinhaltet. Um endgültig akkreditiert zu werden, muss die Einrichtung alle Forderungen zur Verbesserung dieser Bereiche erfüllen.

Die JCAHO bietet zudem die Möglichkeit einer so genannte **Early Survey Option 1** (ESO 1), die allerdings nur für Krankenhäuser bestimmt ist, die sich zum ersten Mal für eine Begutachtung durch die Joint Commission entscheiden, innerhalb von zwei Monaten eine Begutachtung durchführen wollen, in den letzten zwei Jahren nicht an der Akkreditierung teilgenommen haben oder deren Akkreditierung verweigert wurde bzw. mehr als 2 Jahre zurückliegt. Eine **Early Survey Option 2** (ESO 2) steht solchen Einrichtungen zur Verfügung, die noch nie von der Joint Commission begutachtet worden sind, seit mindestens einem Monat Patienten behandeln und mindestens zum Zeitpunkt der Begutachtung 10 Patienten behandelt haben.[62] Bei beiden Optionen verlangt die JCAHO zwei Begutachtungen vor Ort. Wählt ein Krankenhaus ESO 1, so wird bei der ersten Begutachtung eine begrenzte Anzahl von Standards verwendet und nur die Strukturqualität bewertet. Die zweite Begutachtung wird dann in vollem Umfang etwa sechs Monate später durchgeführt. Bei der ESO 2 wird in einer ersten Begutachtung die Einhaltung sämtlicher Standards überprüft. In einer nachfolgenden Begutachtung vier

---

[62] Vgl. https://www.surveymonkey.com/s.asp?u=125801449501 [Stand: 12.09.2006 18:35].

Monate später werden dann diejenigen Standards überprüft, die aufgrund der knappen Zeitspanne und geringen Anzahl der Patienten bereits anwendbar sind. Weigert sich eine Einrichtung, eine zweite Begutachtung zu akzeptieren, so wird bei beiden Optionen die Akkreditierung verweigert.

2.1.1.3 Akkreditierungsentscheidung

Die Joint Commission unterscheidet insgesamt sieben verschiedene Akkreditierungsentscheidungen, die in Abbildung 5 dargestellt sind.[63]

Status	Voraussetzungen
Accreditation	Akkreditierung bei vorbildlicher Leistung in Übereinstimmung mit den Standards der JCAHO.
Provisional Accreditation	Vorläufige Akkreditierung bei zufriedenstellender Übereinstimmung in einer begrenzten Anzahl ausgewählter JCAHO-Standards im Rahmen einer erstmaligen Akkreditierungsprüfung.
Conditional Accreditation	Mit Bedingungen verbundene Akkreditierung bei fehlender Übereinstimmung mit den JCAHO-Standards in wesentlichen Aspekten.
Preliminary Denial of Accreditation	Vorläufige Verweigerung der Akkreditierung bei signifikanten Abweichungen von den Standards oder Rücknahme einer Akkreditierung.
Denial of Accreditation	Verweigerung der Akkreditierung, Akkreditierungsstatus wird nicht erteilt.
Preliminary Accreditation	Vorläufige Akkreditierung bei Inanspruchnahme der Early Survey Option 1, falls eine Übereinstimmung in ausgewählten Standards bei der ersten der beiden Begutachtungen besteht. Dieses Urteil bleibt solange bestehen, bis die zweite Begutachtung eine der anderen offiziellen Akkreditierungsentscheidungen hervorruft.

Abbildung 5:   Akkreditierungsentscheidungen der JCAHO

Die Akkreditierung (Accreditation) wurde bislang an solche Einrichtungen vergeben, die entweder um Zeitpunkt der Begutachtung bereits sämtliche Standards erfüllt haben oder aber innerhalb von 90 Tagen sämtliche Forderungen zur Verbesserung umsetzen können. Seit 2006 ist dieser Zeitraum auf 45 Tage verkürzt worden. Erfüllt ein Krankenhaus diese Forderungen nicht innerhalb der vorgegebenen 45 Tage, so wird die Einrichtung in den Status der vorläufigen Akkreditierung (Provisional Accreditation) eingestuft. Zu demselben Ergebnis gelangt die

---

[63]   Vgl.: http://www.jointcommission.org/GeneralPublic/Decisions.htm [Stand: 23.10.2006 16:00].

JCAHO, falls das Krankenhaus ein entsprechendes Maß an durchgängiger Übereinstimmung mit den Standards nicht erreicht. Die endgültige Akkreditierungsentscheidung wird dann in einer zweiten Untersuchung getroffen. Eine bedingte Akkreditierung (Conditional Accreditation) wird an solche Einrichtungen erteilt, die zum Zeitpunkt der Begutachtung in einer bestimmten Anzahl von Standards nicht wesentlich mit den Vorgaben der JCAHO übereinstimmen können. Entscheidend dabei ist die durchschnittliche Zahl von Standards, die bei allen von der JCAHO begutachteten Einrichtungen zu keiner Übereinstimmung geführt haben. Liegt das Krankenhaus zwei oder drei Standards über dieser Durchschnittszahl, so muss bei einem zweiten Besuch in den identifizierten Bereichen die Übereinstimmung nachgewiesen werden. Die vorläufige Verweigerung der Akkreditierung (Preliminary Denial of Accreditation) resultiert aus der Begutachtung, wenn wegen der unzureichenden Übereinstimmung mit den Standards ausreichende Gründe für eine Verweigerung bestehen. Werden in mehr als drei Standards über der durchschnittlichen Anzahl der nicht übereinstimmenden Standards Abweichungen festgestellt, so wird der Status unter Vorbehalt vergeben und bleibt bis zur endgültigen Akkreditierungsentscheidung bestehen. Die Akkreditierung wird verweigert (Denial of Accreditation), wenn alle Möglichkeiten einer nachträglichen Verbesserung ausgeschöpft und nicht umgesetzt worden sind. Entscheidet sich ein Krankenhaus für die Early Survey Option 1, so kann zusätzlich zu den genannten Entscheidungen auch die vorläufige Akkreditierung (Preliminary Accreditation) vergeben werden. Werden in den entsprechenden Standards in dem ersten der beiden Begutachtungsprozesse wesentliche Übereinstimmungen festgestellt, so bleibt dieser Status bestehen, bis nach der vollständigen zweiten Begutachtung sechs Monate später eine der anderen Entscheidungen gefällt wird.

2.1.1.4 Quality Check

Bei der Veröffentlichung von Daten über akkreditierte Krankenhäuser ist die Joint Commission auf der Höhe der Zeit. Im Internet hat sie ein umfassendes Werkzeug für Patienten geschaffen, den so genannten **Quality Check**, mit dem Qualitätsvergleiche von allen akkreditierten Einrichtungen durchgeführt werden können.[64] Auf seiner Startseite wählt der Interessierte, ob er als Suchkriterium den Namen der Einrichtung, dessen Zip Code oder einen Bundesstaat angeben will. Entscheidet er sich beispielsweise für den Zip Code, so kann er im nächsten Schritt die Anzeige aller Einrichtungen im betreffenden Bundesstaat oder im Umkreis von 50 Meilen festlegen. Anschließend ist die Einrichtungsart auszuwählen: Organisationen der Heimpflege, Krankenhäuser, Labors, Rehabilitationseinrichtungen oder ambulante Pflegedienste werden voneinander unterschieden. Wählt man nun die mit Hospitals überschriebene Liste aus, so ist das Resultat eine Aufstellung aller Krankenhäuser im betreffenden Zip Code-Gebiet und wahlweise im Umkreis von 50 Meilen. Sortiert nach Entfernung zum festgelegten Zip-Code sind sogleich der aktuelle Akkreditierungsstatus und die Teilnahme an nationalen Qualitätswettbewerben abzulesen. Ferner bietet sich dem Patienten die Möglichkeit, sich einen „Online Quality Report" jeder gelisteten Klinik anzeigen zu lassen oder über ein spezielles Tool mehrere Häuser miteinander zu vergleichen. Der Online Quality Report gibt einen Überblick über die angebotenen Leistungen des Krankenhauses mit den verschiedenen Fachabteilungen und in chronologischer Reihenfolge die erstmalige Akkreditierungsentscheidung sowie den weiteren Verlauf des Akkreditierungsprozesses mit dem Datum der nächsten Begutachtung. Abbildung 6 zeigt einen derartigen Vergleich der beiden Krankenhäuser Emory University Hospital und Piedmont Hospital Inc. in Atlanta im Bundesstaat Georgia.

---

[64] Vgl. http://www.qualitycheck.org/consumer/searchQCR.aspx [Stand: 12.09.2006 18:48].

Krankenhausvergleich		
	Gesundheitsorganisation	
	Emory University Hospital, Atlanta, GA	Piedmont Hospital, Inc. Atlanta, GA
Nationale Patienten-Sicherheitsvorgaben erfüllt	✓	✓
Nationale Qualitäts-Verbesserungsvorgaben		
Herzinfarkt	+	N/D[8]
Herzversagen	+	✓
Lungenentzündung	✓	-
1-	Die Messung oder die Messreihe sind nicht erfasst.	
2-	Die Messreihe hat keinen Auswertung.	
3-	Die Patientenanzahl ist nicht ausreichend für Vergleichszwecke.	
4-	Das Messergebnis ist nicht angezeigt.	
5-	Die Organisation erreichte über 90%, war aber schlechter als die meisten anderen Organisationen.	
6-	Die Messergebnisse sind statistisch nicht valide.	
7-	Die Messergebnisse basieren auf einer Patientenstichprobe.	
8-	Die Anzahl der Monate mit Messdaten liegt unter den Berichtsbedingungen.	
★	Das Krankenhaus hat die bestmöglichen Ergebnisse erreicht	
+	Die Leistung des Krankenhauses ist besser als die der meisten akkreditierten Krankenhäuser	
✓	Die Leistung des Krankenhauses ist der anderer akkreditierter Krankenhäuser vergleichbar	
-	Die Leistung des Krankenhauses liegt unter der anderer akkreditierter Krankenhäuser	
N/A	Dieser Indikator ist auf dieses Krankenhaus nicht anwendbar	
N/D	Dieser Indikator ist von diesem Krankenhaus nicht anzeigbar	

Abbildung 6: **Vergleich von zwei akkreditierten Krankenhäusern in Atlanta, Georgia**[65]

Bei der Gegenüberstellung der beiden Häuser werden die Zielerreichungsgrade durch Symbole (★, +, ✓, -, N/A, N/D) verdeutlicht. Im unteren Teil der Abbildung sind die sechs verschiedenen Symbole erläutert. Bei den **National Patient Safety Goals**[66] handelt es sich um Sicherheitsrichtlinien, die verhindern sollen, dass medizinische Fehler auftreten. Diese National Patient Safety Goals wurden 2003 in den Akkreditierungsprozess mit aufgenommen und versuchen folgende Fehlerarten zu vermeiden:

- Falsche Identifikation von Patienten,
- Unzureichende Kommunikation unter den Behandelnden,

---

[65] Vgl. http://www.qualitycheck.org/CompareMeasureSetsPg.aspx?zip=30322&dist=3&prg=2&srv =-1&nm=&hco=-1&idx=0&s=-1&st=&st_nm=&c=6689&c=4277 [Stand: 23.10.2006 11:43].
[66] Vgl. JCAHO (2005a), S. 5.

- Chirurgische Eingriffe auf der falschen Körperseite,
- Unsichere Benutzung von Infusionen,
- Verabreichung falscher Medikamente,
- Unerwünschte Wechselwirkungen von Medikamenten,
- Probleme mit Alarmsystemen.

Von akkreditierten Einrichtungen wird erwartet, dass sie derartige Fehler möglichst vermeiden und die entsprechenden Richtlinien der JCAHO einhalten. Beispielsweise sind für eine eindeutige Identifikation von Patienten, ihren Blutproben oder Medikamenten mindestens zwei verschiedene Wege vorgeschrieben, wobei die Zimmernummer für solche Zwecke nicht verwendet werden darf. Grundsätzlich wird unterschieden, ob eine Klinik die National Patient Safety Goals einhält (✓), sie nicht einhält (-) oder die Ziele für die Einrichtung nicht anwendbar (N/A) sind. Falls ein Haus keine chirurgischen Eingriffe oder andere invasive Prozeduren durchführt, muss es die Richtlinien zur Sicherstellung der richtigen Körperseite nicht anwenden. Die National Patient Safety Goals wurden von Experten entwickelt, um verheerende medizinische Behandlungsfehler, die Tausenden Menschen in den USA Jahr für Jahr widerfahren, zu verringern. Im Beispiel der Abbildung 6 erreichen beide Einrichtungen die National Patient Safety Goals.

Im zweiten Abschnitt der Abbildung sind die **National Quality Improvement Goals** aufgeführt und in vier Indikationen untergliedert. Diese Ziele gehen auf die ORYX®-Initiative aus dem Jahre 1997 zurück, mit der die JCAHO die kontinuierliche interne Qualitätsmessung anhand von Indikatorensets vorschrieb.[67] Die so genannte ORYX® Core Measures sind einheitliche krankheits- und patientenspezifische Indikatoren für die Bereiche Herzinfarkt, Herzinsuffizienz, Pneumonie, Schwangerschaft und Entbindung. Seit 2004 sind Krankenhäuser verpflichtet, in drei Bereichen Daten an die JCAHO zu übermitteln, die diese dann im Internet veröffentlicht. Durch Anklicken der jeweiligen Indikation ist es möglich, eine Aufstellung der entsprechenden Kennziffern anzuzeigen, wie in Abbildung 7 für das Beispiel Herzversagen am Emory University Hospital dargestellt.

---

[67] Vgl. Matthes, N., Wiest, A. (2005), S. 58.

28

Indikation	Erläuterung	Im Vergleich zu anderen JCAHO-akkreditierten Einrichtungen		
Herzversagen	Diese Gruppe von evidenzbasierten Indikatoren erfasst die Versorgungsqualität von Patienten mit Herzversagen	Landesweit		Bundesstaatenweit
		+		+

Behandlung	Erläuterung	Im Vergleich zu anderen JCAHO-akkreditierten Einrichtungen				
		Kranken-haus-ergebnis	Landesweit		Bundesstaatenweit	
			Die besten 10 % erreichten mindestens	Der Durch-schnitt erreichte	Die besten 10 % erreichten mind.	Der Durch-schnitt erreichte
ACE-Hemmer bei Herzversagen	Indikator erfasst, wie häufig Patienten mit Herzversagen durchblutungsfördernde Arzneimittel erhielten	✓ 89 % von 247 Pat.[7]	97 %	84 %	95 %	81 %
Raucherent-wöhnungs-beratung	Indikator erfasst, wie häufig Erwachsene nach Herzversagen hinsichtlich Raucherentwöhnung beraten wurden. Rauchen ist ein Risikofaktor für Herzversagen.	+ 100 % von 47 Pat.[7]	100 %	87 %	100 %	87 %
Entlassungs-instruktionen	Indikator erfasst, wie häufig Patienten richtig informiert wurden, wie ihre Erkrankung nach Entlassung behandelt wird und wie sie ihre Gesundheit erhalten.	+ 61 % von 327 Pat.[7]	92 %	62 %	85 %	58 %
LV-Evaluierung	Indikator erfasst, wie häufig Patienten während des Krankenhausaufenthaltes entscheidende Herzfunktionstests erhielten.	+ 100 % von 350 Pat.[7]	99 %	92 %	98 %	89 %
1-	Die Messung oder die Messreihe sind nicht erfasst.					
2-	Die Messreihe hat keinen Auswertung.					
3-	Die Patientenanzahl ist nicht ausreichend für Vergleichszwecke.					
4-	Das Messergebnis ist nicht angezeigt.					
5-	Die Organisation erreichte über 90 %, war aber schlechter als die meisten anderen Organisationen.					
6-	Die Messergebnisse sind statistisch nicht valide.					
7-	Die Messergebnisse basieren auf einer Patientenstichprobe.					
8-	Die Anzahl der Monate mit Messdaten liegt unter den Berichtsbedingungen.					
★	Das Krankenhaus hat die bestmöglichen Ergebnisse erreicht					
+	Die Leistung des Krankenhauses ist besser als die der meisten akkreditierten Krankenhäuser					
✓	Die Leistung des Krankenhauses ist der anderer akkreditierter Krankenhäuser vergleichbar					
-	Die Leistung des Krankenhauses liegt unter der anderer akkreditierter Krankenhäuser					
N/A	Dieser Indikator ist auf dieses Krankenhaus nicht anwendbar					
N/D	Dieser Indikator ist von diesem Krankenhaus nicht anzeigbar					

Abbildung 7: National Quality Improvement Goals des Emory University Hospital in Atlanta, Georgia[68]

[68] Quelle: eigene Darstellung in Anlehnung an Matthes, N., Wiest, A. (2005), S. 59, und http://www.qualitycheck.org/QualityReport.aspx?hcoid=6689&x=nqig&program=Hospital&mst= Heart%20Attack%20Care&f= [Stand: 12.09.2006 18:59].

Aus Abbildung 7 ist herauszulesen, dass das Emory University Hospital bei der Raucherentwöhnungsberatung, den Entlassungsinstruktionen und der linksventri-kularen (LV) Evaluierung überdurchschnittliche Ergebnisse erzielt hat. Während man bei der Verabreichung von ACE-Hemmern mit anderen akkreditierten Häu-sern vergleichbare Leistungen vorzuweisen hat, liegt das Haus bei der LV-Eva-luierung sogar unter den bundesstaatenweit besten zehn Prozent. Dem Patienten wird in einer extra dafür vorgesehenen Spalte erklärt, warum gerade diese Indika-toren für das Krankheitsbild von Bedeutung sind (Erläuterung) und ein genauer Vergleich mit anderen akkreditierten Krankenhäusern auf Bundesstaaten- bzw. Landesebene geboten.

2.1.1.5 Kritische Würdigung

Positiv festzuhalten bei der Analyse der JCAHO-Bemühungen ist zunächst, dass diese Organisation schon seit langem mit Gesundheitseinrichtungen vertraut ist. Bereits in den 1950er Jahren entstand so eine Einrichtung, die immer versucht, den Patienten in den Mittelpunkt zu rücken und sämtliche Standards patientenori-entiert auszurichten. Kunden- bzw. patientenorientiertes Auftreten ist nach dem Verständnis der JCAHO nicht nur Aufgabe des medizinisch-pflegerischen Perso-nals, sondern wird auch ausdrücklich von Führungskräften verlangt. Eine gute räumliche Ausstattung des Krankenhauses, die Einhaltung von Patientenrechten und ethischer Aspekte, die Einbeziehung von Angehörigen des Patienten in medi-zinische Entscheidungen sowie die Förderung individuellen, gesundheitsbewuss-ten Verhaltens heben die große Bedeutung dieses Prinzips in den Standards her-vor. Die entwickelten Standards sollen vor allem der Vergleichbarkeit und der Bewertbarkeit der Krankenhäuser dienen, und sie werden gleichzeitig als Richtli-nien für die Leistungserbringung benutzt.[69]

Die JCAHO fungiert durch die umfassende Erhebung dieser Indikatoren als nati-onale Datenbank in den verschiedensten Indikationsbereichen und ermöglicht den Krankenhäusern durch eine gezielte Rückmeldung einen Vergleich mit anderen Krankenhäusern. Mit dem im Internet abrufbaren Quality Check sind Kranken-häuser dazu aufgefordert, ein Benchmarking durchzuführen, da es für potentielle

---

[69]   Vgl. Erkert, T. (1991), S. 59.

Patienten und einweisende Ärzte schnell ersichtlich ist, wo in der Patientenversorgung Schwachstellen im Vergleich zum Bundes- oder Landesdurchschnitt
bzw. zu anderen Einrichtungen liegen.

Eine exakte Vergleichbarkeit in Bezug auf die Ergebnisqualität ist für den Patienten aber auch hier nicht gegeben, da die Indikatoren der JCAHO zumeist die Prozessqualität beleuchten. Eine Verabreichung von ACE-Hemmern bei Herzversagen ist aus medizinischer Sicht durchaus sinnvoll und notwendig, gibt aber wenig
Auskunft über das eigentliche Ergebnis der Behandlung. Insofern sind solche
Vergleiche nicht per se dazu geeignet, ein Krankenhaus mit guter Qualität von einem Krankenhaus mit schlechter Qualität zu unterscheiden.

Allerdings hat die JCAHO das umfangreichste Akkreditierungssystem weltweit
aufgebaut und hat nun bereits in Europa erste Krankenhäuser begutachtet. Durch
die zwar nicht vorgeschriebene, faktisch jedoch durch ihre Koppelung an die
Aufnahme in staatliche Förderungsprogramme wie das Medicare-Program fast
für jedes Krankenhaus in den USA notwendige Akkreditierung, hat die Joint
Commission einen enormen Stellenwert erlangen können. Eine Akkreditierung
durch die JCAHO beeinflusst somit oft auch die finanzielle Situation eines Krankenhauses und gilt in einigen Bundesstaaten zudem als Zulassungsvoraussetzung
für das Anbieten von Gesundheitsdienstleistungen überhaupt.

Der Grund, warum das Verfahren in Deutschland von Ausnahmen abgesehen bisher noch keine flächendeckende Verbreitung gefunden hat, liegt neben der nicht
bestehenden Koppelung an wirtschaftliche Konsequenzen sicherlich auch an dem
enormen Aufwand, der betrieben werden muss, um eine solche Akkreditierung zu
erhalten. Die für Europa und damit auch Deutschland zuständige Joint Commission International (JCI) führt die Akkreditierung anhand einer deutschen Version
des Standard-Handbuches durch. Der Aufbau dieses Buches ist gegenüber dem in
den USA verwendeten leicht verändert, die Standards unterscheiden sich im Wesentlichen aber nicht von denen der JCAHO. So werden in der offiziellen deutschen Übersetzung die Standards nicht in drei Kapitel unterteilt, sondern die Un-
terscheidung erfolgt lediglich in patientenorientierte Standards sowie betriebs-

und managementbezogene Standards.[70] Die Inhalte der einzelnen Standards sind identisch mit denen der JCAHO.

Insgesamt bleibt festzuhalten, dass die JCAHO auf dem Gebiet der Qualitätsbe-richterstattung und des Qualitätsmanagements weltweit eine Pionierrolle einge-nommen hat. Mit dem Quality Check als Vergleichstool im Internet können auch für das deutsche Krankenhauswesen wertvolle Erkenntnisse gewonnen werden, um künftig noch mehr Transparenz über die Qualität der Leistungserbringung zu schaffen.

2.1.2 Healthcare Financing Administration (HCFA) bzw. Centres for Medicare and Medicaid Services (CMS)

Die Health Care Financing Administration (HCFA), die sich in den USA mit Leistungsmessungen und in zunehmendem Maße nun auch mit der Veröffentli-chung von Leistungsdaten befasst, versichert bis zu einem gewissen Grad über 65-Jährige in ihrem Medicare-Program gegen Krankheit. Am 01.Juli 2001 wurde die HCFA in Centres for Medicare and Medicaid Services (CMS) umbenannt. Mit dem neuen Namen soll allerdings auch eine verstärkte Verantwortung für Qualitätsverbesserungen einhergehen.[71] Die CMS hat mittlerweile etwa 40 Milli-onen Versicherte und ist ein nationales Gesundheitsversicherungsprogramm. Ne-ben den über 65-Jährigen versichert sie auch unter 65-Jährige mit Behinderungen und schwer nierenkranke Patienten, die Dialyse oder eine Transplantation benöti-gen.[72]

2.1.2.1 Indikatoren der CMS

Im November 2001 wurde die Hospital Quality Initiative (HQI) ins Leben geru-fen, mit dem Ziel, den Patienten und ihren Ärzten mehr Informationen über die Qualität der Versorgung an die Hand zu geben und somit die Krankenhausent-scheidung zu erleichtern und die Leistungserbringer zu einer weiteren Verbesse-rung der Versorgungsqualität zu bewegen.[73] Problematisch dabei war, dass die

---

[70] Vgl. JCI (2002).

[71] Vgl. http://www.cms.hhs.gov/MissionVisionGoals/ [Stand: 12.09.2006 20:45].

[72] Vgl. http://www.cms.hhs.gov/MedicareGenInfo/ [Stand: 12.09.2006 19:03].

[73] Vgl. CMS (2005b), S. 1.

Krankenhäuser nicht bevollmächtigt waren, der CMS Daten über die Leistungserbringung zu übermitteln. Erst mit dem Gesetz zur Verbesserung und Moderni-
sierung von Medicare, das im November 2003 erlassen wurde, bekam diese Initiative neues Leben eingehaucht. In der zunächst wenig beachteten ‚section 501
(b)' wurden Krankenhäuser ab dem Jahr 2005 dazu verpflichtet, Qualitätsdaten
für zehn verschiedene Indikatoren an die CMS zu übermitteln. Kliniken, die keine
Daten für die als ‚starter set' bekannten zehn Indikatoren weitergeben, müssen
einen 0,4 %-igen Abschlag auf die Kostenerstattung für Medicare-Patienten hin-
nehmen.[74] Mittlerweile wurden die Indikatoren in Zusammenarbeit mit der JCA-
HO, dem National Quality Forum (NQF) und der Agency for Healthcare Research and Quality (AHRQ) auf ihre Validität und Reliabilität hin überprüft und
weiterentwickelt. Ihre Zahl stieg von zehn auf 17. Abbildung 8 gibt eine Aufstellung über die von der CMS verwendeten Indikatoren in den vier Bereichen Myokardinfarkt, Herzinsuffizienz, Pneumonie und Wundinfektion, wobei die Dokumentation im Bereich der Wundinfektion freiwillig ist, ebenso wie die Dokumentation des Indikators für die geeignete Antibiotikaauswahl (Appropriate initial an-
tibiotic selection). Meldet ein Krankenhaus freiwillig diese zusätzlichen drei Indikatoren, so erhöht sich die Zahl der Indikatoren entsprechend auf 20.

---

[74] Vgl. CMS (2005b), S. 2.

Condition		Measure
Acute Myocardial Infarction (AMI)/ Heart Attack	01	Aspirin at arrival
	02	Aspirin at discharge
	03	Beta-Blocker at arrival
	04	Beta-Blocker at discharge
	05	ACE-Inhibitor for left ventricular systolic disfunction
	06	Adult Smoking cessation advice/counselling
	07	Thrombolytic agent received within 30 minutes of hospital arrival
	08	PTCA (PCI) received within 90 minutes of hospital arrival
Heart Failure	09	Left ventricular function assessment
	10	ACE-Inhibitor for left ventricular systolic disfunction
	11	Comprehensive discharge instructions
	12	Adult Smoking cessation advice/counselling
Pneumonia	13	Initial antibiotic received within 4 hours of hospital arrival
	14	Pneumococcal vaccination status
	15	Blood culture performed before first antibiotic received
	16	Adult Smoking cessation advice/counselling
	17	Oxygenation assessment
	18	Appropriate initial antibiotic selection
Surgical Infection Prevention	19	Prophylactic antibiotic received within 1 hour prior to surgical incision
	20	Prophylactic antibiotics discontinued within 24 hours after surgery end time

Abbildung 8:   Indikatoren der CMS für Myokardinfarkt, Herzinsuffizienz, Pneumonie und Wundinfektion

Diese Indikatoren stimmen mit denen der JCAHO (s. Kapitel 2.1.1.4) überein. Die CMS will das Feld der Veröffentlichung von Qualitätsdaten im Internet jedoch nicht allein der Joint Commission überlassen. Daher entwickelte sie ein eigenes Tool, um die Qualität der Krankenhäuser für ihre Patienten vergleichbar zu machen, den so genannte Hospital Compare, der im nachfolgenden Kapitel erläutert wird.

2.1.2.2 Hospital Compare

Bei diesem ebenfalls im Internet verfügbaren Tool[75] kann man Krankenhäuser je nach Bundesstaat, Kreis, Stadt oder nach Postleitzahl suchen. Zusätzlich kann die Suche eines Hauses nach seinem Namen erfolgen, sofern dieser bekannt ist. In

---

[75]   Vgl. http://www.hospitalcompare.hhs.gov/ [Stand: 12.09.2006 19:13].

einem nächsten Schritt werden sämtliche, auf die Auswahlkriterien passenden Krankenhäuser mit Telefonnummer, Krankenhausart (Acute Care oder Critical Access), vorhandener Notfallambulanz und Akkreditierungsstatus aufgelistet. Hier kann nun ausgewählt werden, welche Krankenhäuser man aus der Liste miteinander vergleichen möchte.[76] Nach der Auswahl der Krankenhäuser erscheinen in einer nächsten Maske die vier Indikationen, für die die CMS ihre Indikatoren erhebt.[77] Bevor die entsprechende Erkrankung auswählbar ist, können auf jedem Gebiet weitere Informationen zu Ursachen und Symptomen abgerufen werden. Klickt man alle oder auch nur die für den Patienten entsprechend interessanten Indikationen an, so erscheint eine Übersicht über alle Indikatoren in den jeweiligen Krankheitsbildern, aus der die geeignete per Mausklick gewählt wird. Hinzu kommen in der nebenstehenden Spalte Erklärungen, warum gerade diese Indikatoren für die Indikation von Bedeutung sind. Abbildung 9 zeigt die Indikatoren für Lungenentzündung (Pneumonia Care Quality Measures) mit entsprechenden Erklärungen.

---

[76] Exemplarisch soll im weiteren Verlauf wieder die Stadt Atlanta mit den beiden Akutkrankenhäusern Emory University Hospital und Piedmont Hospital ausgewählt werden.
[77] Vgl. Abbildung 8.

Pneumonia Care Quality Measures (some of the recommended care given to patients if appropriate*)	Brief Explanation of Treatment
☑ Percent of Patients Assessed and Given Pneumococcal Vaccination	A pneumonia (pneumococcal) shot can help prevent pneumonia in the future, even for patients who have been hospitalized for pneumonia.
☑ Percent of Patients Given Adult Smoking Cessation Advice/Counselling	Smoking is linked to pneumonia. Quitting may help prevent you from getting pneumonia again.
☑ Percent of Patients Given Initial Antibiotic(s) within 4 Hours After Arrival	Timely use of antibiotics can improve the treatment of pneumonia caused by bacteria.
☑ Percent of Patients Given Oxygenation Assessment	Having enough oxygen in your blood is important to your health.
☑ Percent of Patients Given the Most Appropriate Initial Antibiotic(s)	Antibiotics are medicines that treat infection, and each one is different. Hospitals should choose the antibiotics that best treat the infection type for each pneumonia patient.
☑ Percent of Patients Having a Blood Culture Performed Prior to First Antibiotic Received in Hospital	A blood culture tells what kind of medicine will work best to treat your pneumonia.
* The percentage includes only patients whose history and condition indicate the treatment is appropriate. Talk to your doctor if you have questions about your treatment.	

Abbildung 9:   Indikatoren der CMS für Pneumonie[78]

Bei Anklicken aller Indikatoren erhält man daraufhin eine graphische Übersicht mit vergleichenden Daten bezüglich des jeweiligen Bundesstaates[79] und des gesamten Gebietes der USA, wie exemplarisch für den Indikator Pneumokokkentest mit anschließender Pneumokokkenimpfung (Patients Assessed and Given Pneumococcal Vaccination) bei Pneumonie in Abbildung 10 veranschaulicht.

---

[78]   Quelle: CMS (2005c).
[79]   Hier am Beispiel Georgia.

36

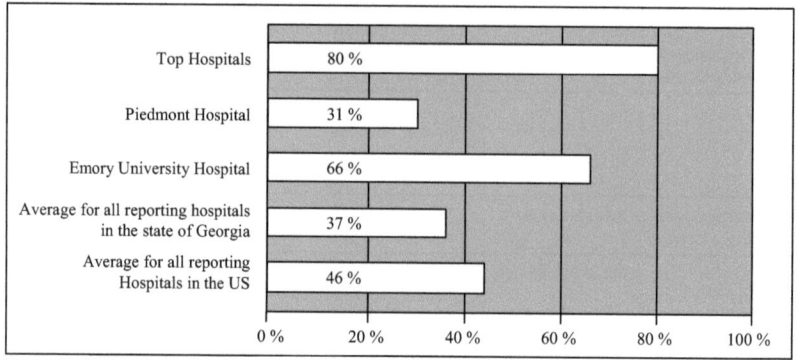

Abbildung 10: Percent of Pneumonia Patients Assessed and Given Pneumococcal Vaccination[80]

Aus Abbildung 10 ist herauszulesen, dass das Piedmont Hospital in Atlanta mit nur 31 % derartiger Pneumokokkentests sowohl unter dem Durchschnitt aller Krankenhäuser im Bundesstaat Georgia (37 %), wie auch unter dem Durchschnitt aller Häuser in den Vereinigten Staaten (46 %) liegt. Dagegen liegt das Emory University Hospital (66 %) bei diesem Indikator sowohl über dem Bundesstaatendurchschnitt als auch über der mittleren Prozentzahl auf US-Ebene. Darüber hinaus kann man erkennen, dass im Durchschnitt 37 % der Patienten in Georgia eine Pneumokokkenimpfung bekommen, während im Landesdurchschnitt 46 % geimpft werden, somit also eine Differenz von 9 % vorliegt. Jedoch erreicht auch das Emory University Hospital nicht die Prozentzahl der Top Hospitals (80 %), die die besten 10 % der Krankenhäuser in den Vereinigten Staaten repräsentieren. Auf der Internetseite[81] wird noch darauf hingewiesen, warum dieser Indikator so bedeutsam ist und erläutert, wieso eine höhere Prozentzahl besser ist:

Why is this Important?
The pneumococcal vaccine may help you prevent, or lower the risk of complications of pneumonia caused by bacteria. It may also help you prevent future infections. Patients with pneumonia should be asked if they have been vaccinated recently for pneumonia and, if not, should be given the vaccine.

---

[80]   Quelle: http://www.hospitalcompare.hhs.gov/ [Stand: 12.09.2006 19:36].
[81]   Vgl. http://www.hospitalcompare.hhs.gov [Stand: 12.09.2006 19:37].

Die Möglichkeit der graphischen Darstellung kann für jeden Indikator und für jedes Krankenhaus genutzt werden. Zusätzlich können auch mehrere Einrichtungen ausgewählt werden und die Aufstellung der Indikatoren kann als Tabelle angezeigt werden, die neben der Prozentzahl auch die absoluten Patientenzahlen auflistet.[82]

2.1.3 Der Ansatz der Peer-Review-Organizations

Ein ebenfalls interessanter Ansatz zur Untersuchung der Qualität bei der Leistungserstellung ist das **Medical Audit** durch Peer-Review-Organizations. Dieses interne Audit, dessen Ursprünge vor allem in den USA, aber auch in Europa, den Niederlanden und Großbritannien liegen, soll im Folgenden näher betrachtet werden.

2.1.3.1 Ziel und Methodik der Peer-Reviews

Das Peer-Review oder Audit hat zum Ziel, die angebotenen Leistungen der Gesundheitseinrichtungen durch Fachleute systematisch zu untersuchen und zu überprüfen. Prinzipiell kann ein Audit durch interne oder externe, mehr oder weniger unabhängige Untersucher durchgeführt werden. Von einem Peer-Reviewing spricht man dann, wenn das Audit von einem Angehörigen der gleichen Berufsgruppe (Peer) durchgeführt wird.[83] Die Peers begutachten die Behandlung der Leistungserbringer, führen Interviews und geben Vorschläge zur Verbesserung der Behandlungsqualität. Im Gegensatz zu anderen externen Qualitätsmanagementaktivitäten, die oft auf Manager und Managementaufgaben fokussiert sind, versucht dieses Instrument die Arbeit der direkten Leistungserbringer, also der Ärzte und Pflegekräfte, zu evaluieren. Diese beiden Herangehensweisen sind zwar unterschiedlich, aber sie ergänzen sich gegenseitig. Ein Peer-Review muss systematisch, methodisch sauber und analytisch präzise durchgeführt werden. Es beschränkt sich hauptsächlich auf die Qualität der medizinischen Behandlung, indem es ihre Resultate mit vordefinierten Kriterien und Standards vergleicht. Grundsätzlich bauen Peer-Reviews auf den in der Medizin schon lange verbreiteten Fallbesprechungen auf.

---

[82] Vgl. Spalte Krankenhausergebnis in Abbildung 7.
[83] Vgl. Wengle, H. (1998), S. 145.

Prinzipiell entspricht die Methodik eines Peer-Reviews weitgehend dem **Plan-Do-Check-Act-Zyklus (PDCA)** und setzt bei den Krankheitsbildern bzw. Eingriffen an. Der Ablauf eines Peer-Reviews gliedert sich zumeist in folgende Schritte:[84]

1) Auswahl eines Audit-Themas,

2) Formulieren von Kriterien und Standards, die das angestrebte Niveau der Behandlung beschreiben,

3) Sammeln von Daten, Vergleichen mit dem vordefinierten Standard, Analysieren von Abweichungen und Formulieren eines Aktionsplans zur Veränderung des Prozesses,

4) Durchführen der Veränderungen und erneutes Durchlaufen des Zyklusses.

Häufig ist der gesamte Behandlungsablauf eines Falles Gegenstand der Analysen. Vor allem bei komplexen Krankheitsbildern werden deshalb in der Regel mehrere Abteilungen einbezogen. Eine Bewertung der Fälle wird beispielsweise in den Helios Kliniken anhand der folgenden Kriterien vorgenommen:[85]

- War der Behandlungsprozess zielführend und zeitnah organisiert und wurde er gegebenenfalls kritisch hinterfragt?
- Wurde die Indikation zur Operation/Intervention/Intensivtherapie angemessen und rechtzeitig gestellt?
- Wurden Behandlungsleitlinien und Standards berücksichtigt?
- War die Dokumentation umfassend und schlüssig?
- Verlief die interdisziplinäre Zusammenarbeit reibungslos?
- Fanden angemessene Kontrollen der Behandlungsverläufe durch Besprechungen, (Chefarzt-) Visiten o.ä. statt?

Zusätzlich werden Fragestellungen wie der Verlauf der Operation, die Anästhesie und das Management von Begleiterkrankungen bis zur Nachbehandlung erörtert, die ebenfalls für eine Verbesserung des Behandlungsablaufes relevant sind.

---

[84] Vgl. Wengle, H. (1998), S. 152.
[85] Vgl. Helios Kliniken (2005), S. 107.

2.1.3.2 Kritische Erfolgsfaktoren und Bewertung

Peer-Reviews haben in der Regel einen hohen Qualitätsnutzen und einen hohen Nutzen-/Kosteneffekt, da sie auf die lokalen Bedürfnisse ausgerichtet werden können, mit relativ geringen Kosten verbunden sind und kaum bürokratischen Aufwand verursachen.

Weiterhin zeigen sich im Krankenhausalltag meistens dann Schwächen, wenn es um die interdisziplinäre Zusammenarbeit geht. Gerade in diesem Bereich können Peer-Review-Verfahren dazu beitragen, das abteilungsbezogene Denken und Handeln zugunsten einer in erster Linie an den gesundheitlichen Problemen des Patienten ausgerichteten Zusammenarbeit der Behandelnden zu überwinden. Der Patient selbst ist sehr daran interessiert, dass nicht nur einzelne Teile der Behandlung gelingen, sondern dass der gesamte Behandlungsprozess optimal verläuft. Auch das DRG-System fördert u.a. mit seinen Fallzusammenführungsregeln die ganzheitliche Betrachtung eines Falles und damit die patientenbezogene Sichtweise.

Ebenso müssen das Peer-Review durch Vorgesetzte unterstützt und die direkt Betroffenen miteinbezogen werden. Entscheidend dabei ist, dass die Begutachtung von Patientenakten für den die betreffenden Patienten behandelnden Arzt nicht als Kontrolle verstanden wird, sondern ein kollegialer Dialog auf Vertrauensbasis ist. Durch die Berücksichtigung von Leitlinien wird das Verfahren auf explizite und wissenschaftlich breit abgesicherte Kriterien gestützt und gewährleistet so eine objektiv beschreibbare und konsistente Leistung, bei der auch Zeitvergleiche möglich sind.

Das Peer-Review-Verfahren stellt einen wertvollen Ansatz zur klinikinternen Qualitätsüberprüfung dar. Zwingend für den Erfolg dieser Maßnahme ist allerdings das gegenseitige Vertrauen, das auf der einen Seite die Begutachter (Peers) und auf der anderen Seite die behandelnden Ärzte einander entgegen bringen müssen. Werden darüber hinaus auch Patienten miteinbezogen, kann ein zusätzliches Qualitätsbewusstsein entstehen, das das Arzt-Patienten-Verhältnis positiv zu beeinflussen vermag. Ausschlaggebend bleibt stets die Beantwortung der Frage, ob rückblickend für den Einzelfall Verbesserungsmöglichkeiten in Diagnostik und Therapie erkennbar sind.

2.2 Zertifizierung nach DIN ISO 9000 ff.

Die externe Zertifizierung nach DIN ISO 9000 ff. ist eine von zahlreichen Möglichkeiten für Krankenhäuser, ein Qualitätsmanagementsystem aufzubauen. Das in der Industrie weltweit verbreitete Modell der DIN ISO 9000 ff. wird mittlerweile auch in vielen Gesundheitseinrichtungen verwendet. Diese Normen wurden 1987 von der Internationalen Organisation für Normung (ISO) entwickelt und als DIN 9000 ff. für Deutschland bzw. als EN 29000 ff. für Europa übernommen.[86] Die ISO-Reihe stellt dabei kein starres Konzept dar, sondern gibt Anleitungen zum Auf- und Ausbau eines Qualitätsmanagementsystems[87] und soll den Unternehmen bei der Konzeption und Einführung eines Qualitätsmanagementsystems helfen.[88] Es werden zwar Anforderungen festgelegt, nicht jedoch, wie diese Anforderungen im Einzelnen praktisch erfüllt werden sollen. Die ISO-Reihe gibt also nur einen Rahmen vor, in dem gewisse Minimalanforderungen erfüllt sein müssen. Dem Unternehmen bleibt es selbst überlassen, wie es die entsprechenden Bereiche regelt.

2.2.1 Aufbau und Systematik der Normenfamilie

Neben den Normen DIN EN ISO 9000 ff. gehören auch noch die Regelungen der ISO 100xx und die Norm 8402 zur Normenfamilie, die sich prinzipiell in drei Kategorien gliedern lassen:

- Nachweisstufen und Darlegungsnormen,
- Definitionen und Erläuterungen qualitätsrelevanter Begriffe,
- Leitlinien zur Erleichterung der Anwendung (unterstützende Normen).

Nach einer ersten Überarbeitung der Normen im Jahre 1994 durch das dafür zuständige Technical Commitee 176 wurde die Normenfamilie im Jahre 2000

---

[86] Vgl. Schmutte, A. (1998), S. 118.
[87] Vgl. Müller, J. (2001), S. 16.
[88] Vgl. Wengle, H. (1998), S. 88.

nochmals einer umfassenden Revision unterzogen. Ziel war es, die aufkommenden Kritikpunkte an dem alten Normenwerk zu beseitigen. Durch eine Reduzierung der Normenanzahl konnte man dem allgemeinen Vorwurf eines zu großen Umfangs entgegenwirken. Abbildung 11 zeigt den Aufbau der Normenfamilie vor der Revision, der im Gegensatz zur Revision im Jahre 2000 in Abbildung 12 noch wesentlich umfänglicher ist.

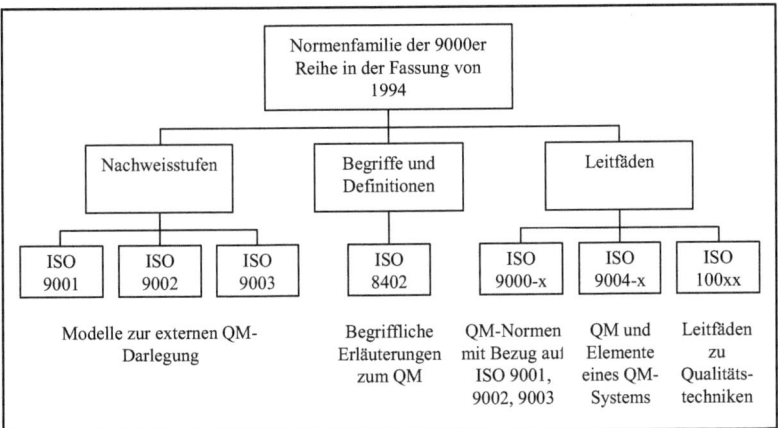

Abbildung 11: Systematik der ISO 9000er-Familie in der Fassung von 1994[89]

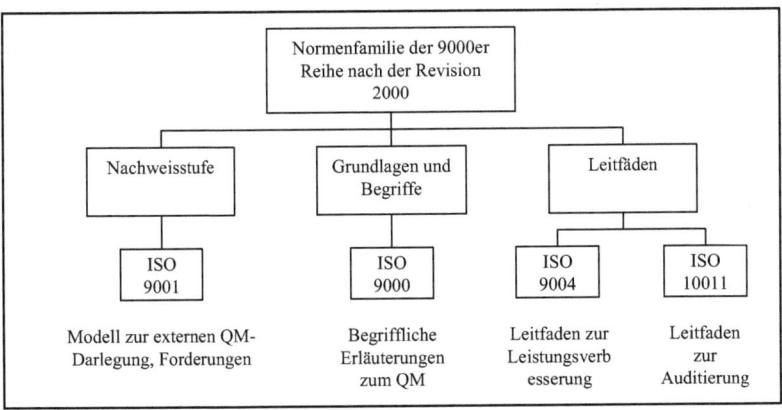

Abbildung 12: Systematik der ISO 9000er-Familie nach der Revision 2000[90]

---

[89]   Quelle: Müller, J. (2001), S. 14.

Die aktuell gültige Normengruppe DIN EN ISO 9000 ff. ersetzt 25 Normen der alten Fassung: 12 aus der 9000er Reihe, 12 Normen aus der 10000er Reihe sowie die Definitionsnorm DIN ISO 8402. Die Normengruppe 9000 ff. in der Fassung von 2000 besteht, wie aus Abbildung 12 ersichtlich wird, lediglich aus vier Normen und hat mit einem Umfang von 200 Seiten beachtliche 800 Seiten weniger als die Normengruppe aus dem Jahre 1994. Die Zahl der Normen wurde auf die folgenden vier Gebiete beschränkt:

- ISO 9000 (2000): Qualitätsmanagementsysteme – Grundlagen und Begriffe,
- ISO 9001 (2000): Qualitätsmanagementsysteme – Forderungen,
- ISO 9004 (2000): Qualitätsmanagementsysteme – Leitfaden zur Leistungsverbesserung,
- ISO 10011 (2000): Leitfaden für die interne und externe Auditierung von Qualitätsmanagementsystemen.

2.2.2 Die Normen im Einzelnen

Die Norm DIN EN ISO 9000:2000 beinhaltet die Grundlagen und Begriffe von Qualitätsmanagementsystemen. Diese Norm dient der Unterstützung von Unternehmen bei der Einführung und dem Arbeiten mit QM-Systemen. Dazu werden die Grundlagen von Qualitätsmanagementsystemen erläutert und Begriffe des Qualitätsmanagements definiert und erklärt. Mit Hilfe dieser Norm erhält der Anwender die inhaltlichen und begrifflichen Kenntnisse zum sicheren Umgang mit der DIN EN ISO 9000er Normenfamilie. Abbildung 13 verdeutlicht die Einteilung der Norm DIN EN ISO 9000:2000 in Grundlagen und Begriffe und gibt einige Beispiele.

---

[90] Quelle: Müller, J. (2001), S. 22.

DIN EN ISO 9000:2000	
Begriffe zu:	• **Qualität** (z.B. Qualität, Anforderung)
	• **Management** (z.B. System, Management, Oberste Leitung)
	• **Organisation** (z.B. Organisationsstruktur, Kunde, interessierte Partei)
	• **Prozess und Produkt** (z.B. Prozess, Produkt, Wirksamkeit)
	• **Merkmalen** (z.B. Qualitätsmerkmal, Rückverfolgbarkeit)
	• **Konformität** (z.B. Konformität, Fehler, Vorbeugungsmaßnahme, Korrekturmaßnahme)
	• **Dokumentation** (z.B. Dokument, QM-Handbuch, Aufzeichnung)
	• **Untersuchung** (z.B. Prüfung, Test, Verifizierung, Validierung)
	• **Audit** (z.B. Audit, Auditnachweis, Auditor)
	• **Qualitätssicherung beim Messprozess** (z.B. Messprozess, Messmittel)
Grundlagen	• **Gründe für QM-Systeme**
	• **Anforderungen: QM-Systeme / Produkte**
	• **Einführung eines QM-Systems**
	• **Prozessorientierter Ansatz**
	• **Qualitätspolitik und Ziele**
	• **Oberste Leitung**
	• **Dokumentation**
	• **Beurteilung von QM-Systemen**
	• **Ständige Verbesserung**
	• **Statistische Verfahren**
	• **Andere Managementsysteme**
	• **Exzellenzmodelle**

Abbildung 13: Inhalte der Norm DIN EN ISO 9000:2000[91]

Die Norm DIN EN ISO 9001:2000 bildet die Basis für die Zertifizierung als extern ausgerichtetes Darlegungsmodell und einzig zertifizierbare Nachweisstufe. Ursprünglich waren die Normen 9001 bis 9003 in 20 Elemente unterteilt, die nach der Revision im Rahmen der Norm 9001 einem prozessorientierten Ansatz weichen und damit die Basis für ein Qualitätsmanagement bilden. Um das Qualitätsmanagement näher an den Gedanken des Total Quality Managements (TQM) heranzuführen, wurde ein dynamisches Modell entwickelt, das in vier Hauptkategorien untergliedert ist und nun anhand der Abbildung 14 erläutert wird.

---

[91] Quelle: http://www.tga-gmbh.de/skak/index.php?id=0090&idsub=2 [Stand: 23.10.2006 11:52].

44

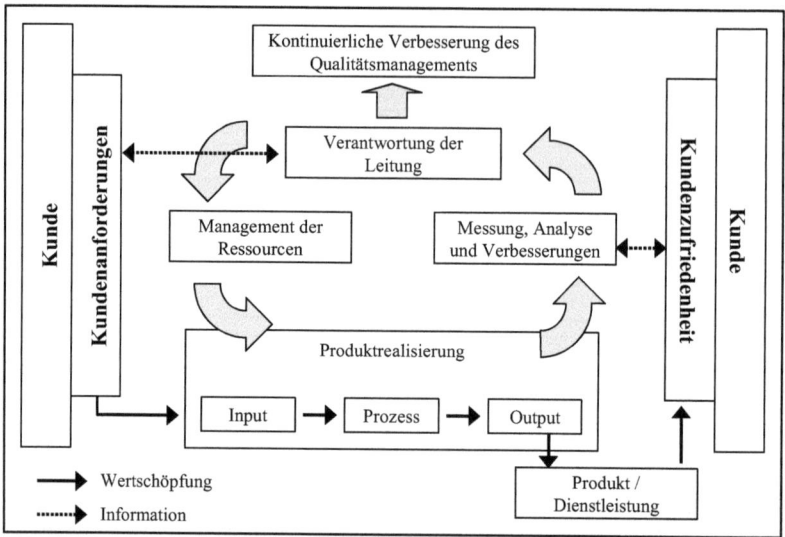

Abbildung 14: **Modell eines prozessorientierten Qualitätsmanagementsystems und Kategorien der DIN EN ISO 9001:2000**[92]

Ziele dieses prozessorientierten Ansatzes sind die Entwicklung, Verwirklichung und Wirksamkeitsverbesserung von Qualitätsmanagementsystemen, um so die Kundenzufriedenheit durch die Erfüllung der Kundenanforderungen zu erhöhen. Die **Verantwortung der Leitung** besteht darin, alle nach außen und nach innen gerichteten Forderungen bezüglich des Qualitätsmanagements zu erfüllen und für die kontinuierliche Verbesserung des Systems zu sorgen. Dazu gehören sowohl die Erfüllung von Kundenanforderungen (z.B. von Patienten aber auch von Mitarbeitern), die Festlegung einer Qualitätspolitik mit Qualitätszielen und auch eine Bewertung der innerbetrieblichen Prozessabläufe. Die Erreichung dieser Ziele muss in einer umfassenden Qualitätsplanung dargelegt werden, in der alle erforderlichen Maßnahmen und Methoden festgelegt werden. Im Rahmen des QM-Systems werden alle relevanten Verantwortlichkeiten und Befugnisse festgelegt und in einem QM-Handbuch beschrieben. Das Management verpflichtet sich zu kontinuierlich durchzuführenden Bewertungen (Reviews) der Prozesse und des gesamten QM-Systems. Die Leitung muss gewährleisten, dass ein System zur

---

[92]   Quelle: Pfitzinger, E. (2001), S. 23.

Lenkung (Verteilung und Pflege) von Dokumenten und Aufzeichnungen aufgebaut wird. Neben den Prozessen, die im Krankenhaus ablaufen, sollen auch Kriterien der Ergebnisqualität, wie die Rückmeldung von Patienten bei Befragungen oder Beschwerden, über Kennzahlen bewertet und entsprechende Maßnahmen für Verbesserungen eingeleitet werden.

Die zweite Kategorie bildet das **Management der Ressourcen**, das sich aus der geeigneten Auswahl und Förderung der personellen Ressourcen, der Infrastruktur und der Arbeitsumgebung zusammensetzt. Schulungen und andere Qualifikationsmaßnahmen sind zu planen, durchzuführen und im Anschluss zu bewerten, um die Qualität bei der Behandlung weiter zu verbessern. Um die interne Organisationsstruktur zu optimieren, sind geeignete Kommunikations- und Transportmittel bereitzustellen und aufrechtzuerhalten.

Die dritte Kategorie der **Produktrealisierung** stellt den Prozessgedanken wieder in den Mittelpunkt der Betrachtung. Neben der Beschreibung der einzelnen Prozessschritte sollen in diesem Kapitel auch ihre Steuerung und Verbesserung vorangetrieben werden. Die vom Patienten gestellten Forderungen sollen ermittelt und die eigene Fähigkeit zur Erbringung dieser Forderungen soll überprüft werden. Im Kapitel „Kommunikation mit dem Kunden" der DIN EN ISO 9001 (vgl. Abbildung 15) müssen Kommunikationsstrukturen geschaffen werden, die die Aspekte „Informationen über das Produkt", „Anfragen- und Auftragsbearbeitung", „Kundenbeschwerden" und „Aufnahme von Kundenreaktionen" hinsichtlich der Leistungsfähigkeit der Produkte betreffen.

Mit Hilfe der vierten Kategorie **Messung, Analyse und Verbesserungen** muss das Unternehmen Maßnahmen zur Messung und Analyse der Prozesse planen und einführen, mit deren Hilfe ein kontinuierlicher Verbesserungsprozess angestoßen werden soll. Kennzahlen sollen eine Messung der Qualität von Produkten und Dienstleistungen gewährleisten, die Rückschlüsse auf Veränderungen zulassen. Diese Norm wurde um Aspekte erweitert, die die Überwachung und Messung der Kundenzufriedenheit, der Prozesse und Produkte sowie interne Audits betreffen. Dabei sollen sowohl die Erfüllung der Kundenanforderungen überprüft als auch die Leistung des Qualitätsmanagementsystems überwacht werden. Abbildung 15 gibt in einer tabellarischen Übersicht die Inhalte der Norm DIN EN ISO 9001:2000 wieder.

DIN EN ISO 9001:2000			
1.	Qualitätsmanagementsystem	• Allgemeine Anforderungen zum QM-System	
		• Dokumentationsanforderungen	• Allgemeines
			• QM-Handbuch
			• Lenkung von Dokumenten
			• Lenkung von Aufzeichnungen
2.	Verantwortung der Leitung	• Verpflichtung der Leitung	
		• Kundenorientierung	
		• Qualitätspolitik	
		• Planung	• Qualitätsziele
			• Planung des QM-Systems
		• Verantwortung, Befugnis und Kommunikation	• Verantwortung und Befugnis
			• Beauftragter der Leitung
			• Interne Kommunikation
		• Managementbewertung	• Allgemeines
			• Eingaben für die Bewertung
			• Ergebnisse der Bewertung
3.	Management von Ressourcen	• Bereitstellung von Ressourcen	
		• Personelle Ressourcen	• Allgemeines
			• Fähigkeit, Bewusstsein und Schulung
		• Infrastruktur	
		• Arbeitsumgebung	

⇩

4.	Produktrealisierung	• Planung der Realisierungsprozesse	
		• Kundenbezogene Prozesse	• Ermittlung der Anforderungen in Bezug auf das Produkt
			• Bewertung der Anforderungen in Bezug auf das Produkt
			• Kommunikation mit dem Kunden
		• Entwicklung	• Entwicklungsplanung
			• Entwicklungseingaben
			• Entwicklungsbewertung
			• Entwicklungsverifizierung
			• Entwicklungsvalidierung
			• Lenkung von Entwicklungsänderungen
		• Beschaffung	• Beschaffungsprozess
			• Beschaffungsangaben
			• Verifizierung von beschafften Produkten
		• Produktion und Dienstleistungserbringung	• Lenkung der Produktion / Dienstleistungserbringung
			• Validierung der Prozesse zur Produktion und Dienstleistungserbringung
			• Kennzeichnung und Rückverfolgbarkeit
			• Eigentum des Kunden
			• Produkterhaltung
		• Lenkung von Überwachungs- und Messmitteln	
5.	Messung, Analyse und Verbesserung	• Allgemeines	
		• Überwachung und Messung	• Kundenzufriedenheit
			• Internes Audit
			• Überwachung und Messung von Prozessen
			• Überwachung und Messung von Produkten
		• Lenkung fehlerhafter Produkte	
		• Datenanalyse	
		• Verbesserung	• Ständige Verbesserung
			• Korrekturmaßnahmen
			• Vorbeugungsmaßnahmen

Abbildung 15: Inhalt der Norm DIN EN ISO 9001:2000[93]

---

[93] Quelle: http://www.tga-gmbh.de/ [Stand: 10.10.2005 10:28].

Die Norm DIN EN ISO 9004:2000 ist genauso strukturiert wie die DIN EN ISO 9001:2000 und leistet Hilfestellung bei der Einführung und Verbesserung des Qualitätsmanagementsystems. Durch die Prozessorientierung hilft diese Norm bei der Beschreibung der qualitätsbezogenen Prozesse und kann zur Beurteilung des Reifegrades eines QM-Systems dienen. Die ISO 9004:2000 stellt als konsistentes Gegenstück zur ISO 9001:2000 einen Leitfaden zur Verwirklichung und Nutzung eines QM-Systems dar, mit dem Ziel der Verbesserung der Gesamtleistung einer Organisation, sie ist aber kein Leitfaden zur Erfüllung der Forderungen der ISO 9001:2000.[94]

2.2.3 Kritische Würdigung

Erhält ein Krankenhaus oder allgemein ein Unternehmen ein Zertifikat nach DIN ISO, so ist dies entgegen dem weit verbreiteten Glauben noch keine Garantie für gute Qualität. Das Zertifikat besagt lediglich, dass Standards definiert, Normen festgelegt und Kontrollprozesse beschrieben worden sind. Somit wird nicht die Qualität zertifiziert, sondern das Qualitätsmanagement. Aufgrund der umfassenden Anwendbarkeit richten sich die Normen ausschließlich auf die Prozesse und nicht auf das Ergebnis der Prozesse. Infolgedessen erlaubt das Verfahren keine direkte Beurteilung der medizinischen Qualität, sondern beruht vorrangig auf der Annahme, dass eine Qualitätsverbesserung bzw. -sicherung mit der Optimierung von Strukturen und Prozessen einhergeht. Ziel ist es demnach, einen Rahmen zur kontinuierlichen Qualitätsverbesserung zu schaffen. Für Patienten besonders bedeutsame Fragestellungen wie die nach qualitativ hochwertiger Arbeit des Krankenhauses bleiben jedoch unbeantwortet.

Der häufig geäußerten Kritik über die große Zahl von ISO-Bestimmungen wirkte man wie erwähnt in der Revision aus dem Jahr 2000 entgegen. Insofern wird nun der Forderung Rechnung getragen, dass eine Anleitung zu einem Qualitätsmanagementsystem als Mittel auf den ständigen Weg zu einer Verbesserung von Prozessen, die zur Zufriedenheit der Kunden und anderer interessierter Parteien einer Organisation beiträgt, besser geeignet ist als eine Anleitung zur Anwendung einer Norm, die ausschließlich auf konkrete Einzelforderungen eingeht und ohnehin

---

[94] Vgl. Szczurko, P. (2000), S. 83.

stark interpretationsbedürftig ist.[95] Mit der Norm DIN EN ISO 9001:2000 liegt folglich ein Normenwerk vor, das die Prozessorientierung, die Kundenzufriedenheit und das Prinzip der kontinuierlichen Verbesserung in den Mittelpunkt stellt.

Allerdings wird bei der DIN EN ISO 9001:2000 hinsichtlich der Kundenorientierung der Bereich „Überwachung und Messung"[96] nur zertifiziert und nicht geprüft, ob ein Krankenhaus auch tatsächlich eine hohe Kundenzufriedenheit erreicht. Bei der ISO-Norm handelt es sich vorwiegend um eine nachträgliche Bestandsaufnahme und nicht um eine Früherkennung solcher Daten. Dem kann speziell im Krankenhaus entgegen gehalten werden, dass es wenig Sinn machen würde, vor einem Krankenhausaufenthalt die Zufriedenheit der Patienten zu messen. Insofern ist es zielführender, mit Hilfe von Fragebögen nach einem Aufenthalt mögliche Kritikpunkte aufzudecken und daran zu arbeiten, diese künftig zu beseitigen.

Das ISO-Modell scheint gut geeignet zu sein, den Aufbau eines Qualitätsmanagementsystems für Mitarbeiter nachvollziehbar zu strukturieren, und es führt erfahrungsgemäß relativ schnell zu einer Verbesserung der Ablauforganisation. Die Gefahr liegt jedoch darin, den Aspekt der Qualitätsdarlegung nach außen nur für das Marketing zu nutzen und die Anstrengungen insofern nur auf die Erlangung des Zertifikats auszurichten. Dies kann dazu führen, dass sich die Einrichtung einseitig an ein einmal festgelegtes System anpasst und der Aspekt der kontinuierlichen Verbesserung verloren geht. Wenn allein die Zertifizierung im Vordergrund steht, ist zu befürchten, dass die kurzfristigen Vorteile, die durch die Zertifizierung erlangt werden, in keinem Verhältnis zum Aufwand stehen. Durch ein bürokratisches Abarbeiten von Normanforderungen entstehen allenfalls Papierberge, die niemanden bei der Aufgabenerfüllung unterstützen und zu keinem Qualitätsmanagementverständnis beitragen. Die erhoffte Wirkung ständiger Leistungsverbesserung bliebe dann aus.

Abschließend ist festzuhalten, dass die ISO-Normenreihe keine Leistungsstandards festsetzt, aber Forderungen an ein Qualitätsmanagementsystem stellt, um

---

[95]   Vgl. Szczurko, P. (2000), S. 80.
[96]   Vgl. Abbildung 15.

systematisch Fehler zu vermeiden und Prozesse kontinuierlich zu verbessern. Das im Zuge der Zertifizierung erstellte Qualitätsmanagement-Handbuch gibt einen Rahmen vor, um die betrieblichen Abläufe transparent zu machen und Verantwortlichkeiten und Kompetenzen eindeutig zu regeln.

2.3   Selbstbewertung nach EFQM

Ebenso wie das in Kapitel 2.2 beschriebene Zertifizierungsverfahren nach DIN ISO hat die Selbstbewertung[97] nach der European Foundation for Quality Management (EFQM) ihren Ursprung in der Industrie. Gegründet wurde die EFQM mit Sitz in Brüssel im Jahre 1988 von 14 europäischen Unternehmen als gemeinnützige Organisation auf Mitgliederbasis. Die EFQM organisiert den Europäischen Qualitätspreis (European Quality Award EQA) als Eigentümer des EFQM-Modells für Excellence nach dem Vorbild des amerikanischen Qualitätspreises „Malcolm Baldridge Award". Bis Januar 2003 waren etwa 800 Organisationen aus den meisten europäischen Ländern und Tätigkeitsbereichen Mitglied der EFQM.[98] Dadurch soll gewährleistet werden, dass das Modell, wie in Abbildung 16 dargestellt, dem aktuellen Stand des Managementwissens entspricht und einen dynamischen Charakter besitzt. Das Modell dient dazu, den Reifegrad einer Organisation beurteilen zu können, Verbesserungspotentiale aufzudecken, gezielt an kontinuierlicher Verbesserung zu arbeiten und sich mit anderen Organisationen vergleichen zu können.[99] Die Pfeile in Abbildung 16 betonen die wirkungsbezogene Dynamik des Modells. Sie weisen darauf hin, dass transparente Ergebnisse Defizite erkennbar machen und dass diese Erkenntnis Lernprozesse in Gang setzt, wodurch Innovation und Lernen die Befähigerkriterien verbessern. Dies wieder-

---

[97]   Unter „Selbstbewertung ist eine umfassende, systematische und regelmäßige Überprüfung der Tätigkeiten und Ergebnisse einer Organisation anhand eines Modell[s] für Business Excellence [zu verstehen]. (...) Der Selbstbewertungsprozess ermöglicht es der Organisation, ihre Stärken und Verbesserungsbereiche klar zu erkennen und führt letztendlich zur Planung von Verbesserungsmaßnahmen, deren Fortschritte überwacht werden." Quelle: European Foundation for Quality Management (EFQM) (Hrsg.) (1997), S. 11.

[98]   Vgl. http://www.deutsche-efqm.de/ [Stand: 12.09.2006 19:40].

[99]   Vgl. http://www.deutsche-efqm.de/ [Stand: 12.09.200 19:42].

um führt zu besseren Ergebnissen. Das Modell ist an den PDCA-Zyklus (Plan-Do-Check-Act) nach Deming angelehnt.[100]

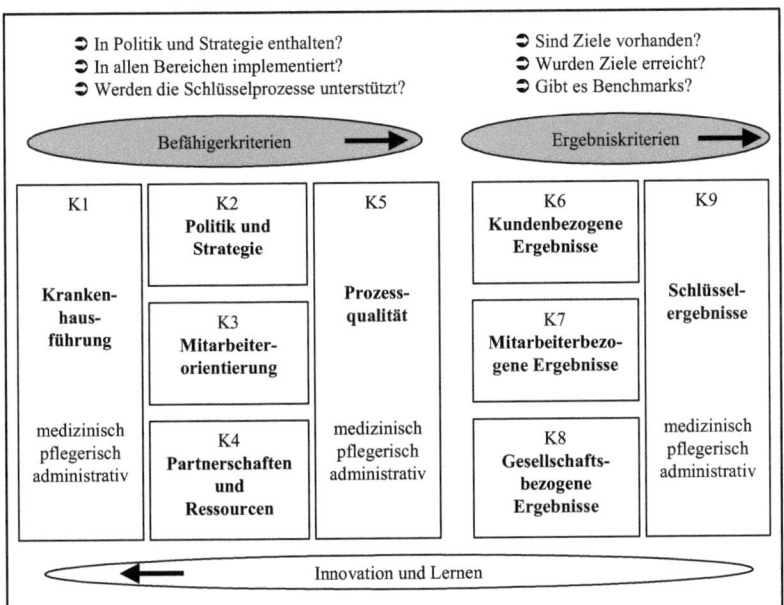

> ➲ In Politik und Strategie enthalten?
> ➲ In allen Bereichen implementiert?
> ➲ Werden die Schlüsselprozesse unterstützt?

> ➲ Sind Ziele vorhanden?
> ➲ Wurden Ziele erreicht?
> ➲ Gibt es Benchmarks?

| Befähigerkriterien | Ergebniskriterien |

| K1 Krankenhausführung | K2 Politik und Strategie / K3 Mitarbeiterorientierung / K4 Partnerschaften und Ressourcen | K5 Prozessqualität | K6 Kundenbezogene Ergebnisse / K7 Mitarbeiterbezogene Ergebnisse / K8 Gesellschaftsbezogene Ergebnisse | K9 Schlüsselergebnisse |

medizinisch pflegerisch administrativ

Innovation und Lernen

Abbildung 16: Das EFQM-Modell für Excellence[101]

Die neun Kriterien (K1 bis K9) des EFQM-Modells werden in die zwei Hauptgruppen Befähiger- und Ergebniskriterien unterteilt. Die Befähigerkriterien beschäftigen sich damit, wie eine Organisation ihre Hauptaktivitäten abwickelt. Die Ergebniskriterien sollen darstellen, welche Ergebnisse die Organisation erzielt hat.

Mit dem EFQM–Modell soll zum Ausdruck gebracht werden, dass besonders gute kunden-, mitarbeiter- und gesellschaftsbezogene Ergebnisse von einer Krankenhausführung erreicht werden, die die Politik und Strategie des Hauses sowie das Management von Mitarbeitern, Partnerschaften und Ressourcen lenkt und vorantreibt. Auf diese Weise können herausragenden Schlüsselergebnissen entste-

---

[100]   Vgl. Hildebrand, R. (2005), S. 36-37.
[101]   European Foundation for Quality Management (EFQM) (Hrsg.) (2003a), S. 5.

hen. So entspricht jedem der neun Elemente des EFQM-Modells ein Kriterium zur Beurteilung der Leistung einer Organisation.

2.3.1 Befähigerkriterien

Die Befähigerkriterien zeigen die Art und Weise auf, wie eine Organisation die Ergebnisse erzielt. Dabei ist jedes Kriterium nochmals in eine Anzahl von Unterpunkten zerlegt, die allesamt mit zu berücksichtigen sind. Durch präzise Angaben über die konzeptionelle Vorgehensweise und den Grad der Umsetzung (z.B. durch Angabe qualitativer Daten der Umsetzung) sind die einzelnen Unterpunkte zu beantworten. Abbildung 17 gibt eine Aufstellung aller Befähigerkriterien mit den dazugehörigen Unterkriterien.

EFQM–Kriterium		Teilkriterium		Max. 1000
Befähiger				500
1	Krankenhausführung	1a	Führungskräfte entwickeln die Vision, Mission, Werte und ethischen Grundsätze und sind Vorbilder für die Kultur der Excellence	
		1b	Führungskräfte sichern durch ihre persönliche Mitwirkung die Entwicklung, Umsetzung und kontinuierliche Verbesserung des Managementsystems der Organisation	
		1c	Führungskräfte arbeiten mit Kunden, Partnern und Vertretern der Gesellschaft zusammen	100
		1d	Führungskräfte verankern in der Organisation zusammen mit den Mitarbeitern eine Kultur der Excellence	
		1e	Führungskräfte erkennen und meistern den Wandel der Organisation	
2	Politik und Strategie	2a	Politik und Strategie beruhen auf den gegenwärtigen und zukünftigen Bedürfnissen und Erwartungen der Interessengruppen	
		2b	Politik und Strategie beruhen auf Informationen aus Leistungsmessung, Untersuchungen, lernorientierten und nach außen gerichteten Aktivitäten	80
		2c	Politik und Strategie werden entwickelt, bewertet und aktualisiert	
		2d	Politik und Strategie werden kommuniziert und durch ein Netzwerk von Schlüsselprozessen umgesetzt	

⇩

3	Mitarbeiter	3a	Mitarbeiterressourcen werden geplant, gemanagt und verbessert	
		3b	Das Wissen und die Kompetenzen der Mitarbeiter werden ermittelt, ausgebaut und aufrechterhalten	
		3c	Mitarbeiter werden beteiligt und zu selbstständigem Handeln ermächtigt	90
		3d	Die Mitarbeiter und die Organisation führen einen Dialog	
		3e	Mitarbeiter werden belohnt, anerkannt und betreut	
4	Partnerschaften und Ressourcen	4a	Externe Partnerschaften werden gemanagt	
		4b	Finanzen werden gemanagt	
		4c	Gebäude, Einrichtungen und Material werden gemanagt	90
		4d	Technologie wird gemanagt	
		4e	Informationen und Wissen werden gemanagt	
5	Prozesse	5a	Prozesse werden systematisch gestaltet und gemanagt	
		5b	Prozesse werden nach Bedarf und unter Nutzung von Innovationen verbessert, um Kunden und andere Interessengruppen voll zufrieden zu stellen und die Wertschöpfung für sie zu steigern	
		5c	Produkte und Dienstleistungen werden auf Basis der Bedürfnisse und Erwartungen der Kunden entworfen und entwickelt	140
		5d	Produkte und Dienstleistungen werden hergestellt, vermarktet und betreut	
		5e	Kundenbeziehungen werden gemanagt und vertieft	

Abbildung 17: Befähigerkriterien im EFQM–Modell[102]

Unter dem Kriterium der **Krankenhausführung** (s. K1 in Abbildung 16) wird verstanden, wie die Führungskräfte die Mission und die Vision erarbeiten und deren Erreichen fördern. Ebenfalls bedeutsam ist es, wie sie die für den nachhaltigen Erfolg der Organisation benötigten Werte und Systeme erarbeiten und diese durch entsprechende Maßnahmen und Verhaltensweisen umsetzen. Führungskräfte sollen ihre Mitarbeiter begeistern können, in Phasen der Veränderung die Zielsetzung des Hauses im Blick zu behalten und wenn nötig die Ausrichtung der Organisation ändern können.[103]

Die Umsetzung der Vision und Mission durch die Entwicklung einer auf die Interessensgruppen (Stakeholder) ausgerichteten **Politik und Strategie (K2)** zeich-

---

[102]   Quelle: European Foundation for Quality Management (EFQM) (Hrsg.) (2003a), S. 13-14.

[103]   Vgl. European Foundation for Quality Management (EFQM) (Hrsg.) (2003a), S. 13.

net im EFQM-Sinne exzellente Organisationen aus. In den zu berücksichtigenden Märkten und Branchen, in denen die Organisation tätig ist, wird die Entfaltung der Strategie durch Politik, Pläne, Ziele, Teilziele und Prozesse unterstützt.[104]

Die Organisation muss das Wissen und das gesamte Potential seiner **Mitarbeiter (K3)** auf individueller, teamorientierter und organisationsweiter Ebene managen, entwickeln und freisetzen. Dabei werden Mitarbeiter eingebunden und zum Handeln ermächtigt, wobei die Organisation Fairness und Chancengleichheit aktiv fördert, sich um die Mitarbeiter kümmert, Anerkennung zollt und sie in einer motivierenden Art und Weise belohnt. Mitarbeiter sollen sich so selbst verpflichtet fühlen, ihr Wissen und ihre Fähigkeiten gewinnbringend für die Organisation einzusetzen.[105]

Beim Kriterium **Partnerschaften und Ressourcen (K4)** geht es darum, die externen Partnerschaften, Lieferanten und internen Ressourcen zur Unterstützung der Politik und der Strategie sowie des effektiven Funktionierens der Prozesse der Organisation einzusetzen. Durch das Planen und Managen von Partnerschaften und Ressourcen wird sichergestellt, dass die Mitarbeiter kunden- und qualitätsorientierte Dienstleistungen erbringen[106] und so einen Ausgleich zwischen den aktuellen und zukünftigen Bedürfnissen der Organisation, der Gemeinschaft und der Umwelt schaffen.[107]

Prozesse (K5)[108] werden systematisch gestaltet, gemanagt und verbessert, um Kunden und andere Interessensgruppen vollauf zufrieden zu stellen und deren Wertschöpfung zu steigern. Eine gute Prozessqualität verringert im Krankenhaus Reibungsverluste, die insbesondere an Nahtstellen zwischen Abteilungen (OP-Schleuse, OP-Dokumentation) und Professionen (Ärzte, OP-Pfleger, Funktionsdienste, Verwaltung und Reinigungspersonal) entstehen können. Es bedarf somit

---

[104] Vgl. European Foundation for Quality Management (EFQM) (Hrsg.) (2003a), S. 13.
[105] Vgl. European Foundation for Quality Management (EFQM) (Hrsg.) (2003a), S. 13.
[106] Vgl. Hahne, B. (1999), S. 71.
[107] Vgl. European Foundation for Quality Management (EFQM) (Hrsg.) (2003a), S. 14.
[108] „Ein Prozess ist jede Art von einzelner oder zusammengesetzter Tätigkeiten, die dazu führt, ein materielles oder immaterielles Produkt zu erzeugen, das den Anforderungen des Kunden oder Abnehmers entspricht. Ein Prozess hat einen messbaren In- und Output, fügt Werte hinzu und ist wiederholbar." Quelle: Kleinsorge, P. (1994), S. 52.

einer besonderen Betrachtung dieser Übergänge, um „Schnittstellen" in „Nahtstellen" umzuwandeln.[109]

2.3.2 Ergebniskriterien

Die Ergebniskriterien (auf der rechten Seite des Modells in Abbildung 16) befas-
sen sich damit, was die Organisation bereits erreicht hat und gegenwärtig erreicht.
Bezüglich ihrer Leistungsergebnisse sollten Trendinformationen geliefert werden,
um diese mit den internen Zielen und den Leistungen der Konkurrenten und
Klassenbesten (Benchmarks) zu vergleichen. Wie bei den Befähigerkriterien sollten auch hier entsprechende Zahlenwerte, Messgrößen oder relevante Leistungs-
kennzahlen bei der Beantwortung jedes Kriteriums und Unterkriteriums beigefügt
werden, aus denen ein Trend möglichst über einen mehrjährigen Zeitraum, ersichtlich wird.[110] Einen Überblick über die Ergebniskriterien mit den jeweiligen
Unterkriterien gibt Abbildung 18.

Ergebnisse				500
6	Kundenbezogene Ergebnisse	6a	Messergebnisse über die Wahrnehmung	200
		6b	Leistungsindikatoren	
7	Mitarbeiterbezogene Ergebnisse	7a	Messergebnisse über die Wahrnehmung	90
		7b	Leistungsindikatoren	
8	Gesellschaftsbezogene Ergebnisse	8a	Messergebnisse über die Wahrnehmung	60
		8b	Leistungsindikatoren	
9	Schlüsselergebnisse	9a	Folgeergebnisse der Schlüsselleistungen	150
		9b	Schlüsselleistungsindikatoren	

Abbildung 18: Ergebniskriterien im EFQM-Modell[111]

Kundenbezogene Ergebnisse (K6) bzw. Kundenzufriedenheit spielen im Gesundheitswesen mit steigendem Konkurrenzdruck eine immer bedeutendere Rolle
und bedeuten im EFQM-Modell die umfangreiche Messung der kundenbezoge-
nen Ergebnisse und die Erzielung von ausgezeichneten Ergebnissen. Um die di-
versen Kundengruppen langfristig an das Krankenhaus zu binden, sind so ge-

---

[109] Vgl. Hahne, B. (1999), S. 83.
[110] Vgl European Foundation for Quality Management (EFQM) (Hrsg.) (1997), S. 15.
[111] Quelle: European Foundation for Quality Management (EFQM) (Hrsg.) (2003a), S. 14-16.

nannte Basis-, Leistungs- und Begeisterungsanforderungen zu identifizieren und zu erfüllen.[112]

Für die **Mitarbeiter (K7)** sind ebenso wie für die Kunden umfangreiche Messungen durchzuführen, mit dem Ziel, exzellente Ergebnisse zu erzielen. Es gilt, die Erwartungen der Mitarbeiter zu bestimmen und sie unter Berücksichtigung der Politik und Strategie des Hauses und den Kundenanforderungen zu realisieren. Die Mitarbeiterzufriedenheit bestimmt den Umgang mit den Patienten und beeinflusst somit wiederum deren Zufriedenheit.[113]

In Bezug auf die **gesellschaftliche Verantwortung (K8)** hat das Krankenhaus primär den gesetzlich geregelten Versorgungsauftrag zu erfüllen. Es muss die gestellten Basis- und Leistungsanforderungen befriedigen und kann darüber hinaus durch Begeisterungsanforderungen, wie z.b. sehr gute medizinische Leistungen, positiv auf sein Image einwirken. Mit Hilfe von Messungen sind die Beziehungen der Organisation zur Gesellschaft zu identifizieren.[114]

Die Messung der **Schlüsselergebnisse (K9)** des Krankenhauses bezüglich der Politik und Strategie bildet den Abschluss der Ergebniskriterien. Deshalb ist es notwendig, sowohl die finanziellen Ressourcen zu planen, sie zu dokumentieren und zu kontrollieren als auch nicht-monetäre Kenngrößen einzubeziehen, um Aussagen über die Qualität der medizinischen, pflegerischen und sonstigen Leistungen treffen zu können und so auf das Image der Klinik positiv einzuwirken.[115]

2.3.3 Bewertung nach EFQM

Das Modell der EFQM soll als Grundstruktur zur Bewertung und Verbesserung von Organisationen dienen, denen dadurch eine Basis geschaffen wird, einen nachhaltigen Vorsprung gegenüber konkurrierenden Organisationen zu erlangen.

---

[112] Vgl. Hahne, B. (1999), S. 91 und European Foundation for Quality Management (EFQM) (Hrsg.) (2003a), S. 14.

[113] Vgl. Hahne, B. (1999), S. 101 und European Foundation for Quality Management (EFQM) (Hrsg.) (2003a), S. 15.

[114] Vgl. Hahne, B. (1999), S. 111 und European Foundation for Quality Management (EFQM) (Hrsg.) (2003a), S. 15

[115] Vgl. Hahne, B. (1999), S. 115 und European Foundation for Quality Management (EFQM) (Hrsg.) (2003a), S. 15

Dabei beruht das Modell auf den nachfolgend beschriebenen „Grundkonzepten"[116]:

- Ergebnisorientierung:
  Erzielung von Ergebnissen, die alle Interessensgruppen der Organisation begeistern.
- Ausrichtung auf den Kunden:
  Schaffung von nachhaltigem Kundennutzen.
- Führung und Zielkonsequenz:
  Visionäre und begeisternde Führung gekoppelt mit Beständigkeit hinsichtlich der Zielsetzung.
- Management mittels Prozessen und Fakten:
  Steuerung der Organisation durch ein Netzwerk voneinander abhängiger und miteinander verbundener Systeme, Prozesse und Fakten.
- Mitarbeiterentwicklung und -beteiligung:
  Maximierung des Beitrages der Mitarbeiter durch ihre Weiterentwicklung und Beteiligung.
- Kontinuierliches Lernen, Innovation und Verbesserung:
  Lernen zwecks Schaffung von Innovation und Verbesserungsmöglichkeiten, um den Status quo in Frage zu stellen und Änderungen zu bewirken.
- Entwicklung von Partnerschaften:
  Entwicklung und Erhaltung wertschöpfender Partnerschaften.
- Soziale Verantwortung:
  Übertreffen der Mindestforderungen der gültigen Gesetze und Regeln und das Bemühen, die Erwartungen des gesellschaftlichen Umfeldes zu verstehen und darauf einzugehen.

Mit dem EFQM-Modell wird also ausgedrückt, dass Kundenzufriedenheit, Mitarbeiterzufriedenheit und positive Wirkungen für die Gesellschaft durch die Führung erzielt werden, die die Politik und Strategie sowie das Management von Per-

---

[116] Vgl. European Foundation for Quality Management (EFQM) (Hrsg.) (2003a), S. 6-8

sonal, Ressourcen und Prozessen lenkt, was schließlich zu herausragenden Schlüsselergebnissen führt.[117]

Bei den verschiedenen Alternativen, die von der EFQM für die Selbstbewertung in Krankenhäusern empfohlen werden, entscheiden sich viele Anwender für eine Simulation der Bewerbung um den Europäischen Qualitätspreis (EQA) oder um den inhaltsgleichen deutschen Ludwig-Erhard-Preis (LEP).[118] Es existieren jedoch auch noch einfachere Bewertungsverfahren, die durch die Verwendung von Fragebögen, Matrixdiagrammen oder durch Anwendung der Workshopmethode einen überschaubaren Arbeitsaufwand verursachen.[119] Der durch das EFQM-Modell angeregte Prozess der kontinuierlichen Verbesserung auf dem Weg zur Excellence wird durch das **RADAR-Konzept**, wie in Abbildung 19 dargestellt, konkretisiert. Das Akronym RADAR leitet sich aus den Anfangsbuchstaben der – im EFQM-Modell bezeichneten – Elemente ab:

- Results (Ergebnisse)
- Approach (Vorgehen)
- Deployment (Umsetzung)
- Assessment (Bewertung)
- Review (Überprüfung)

Die Elemente Vorgehen, Umsetzung, Bewertung und Überprüfung dienen zur Bewertung der Befähigerkriterien, das Ergebnis-Element zur Bewertung der Ergebniskriterien.

---

[117] Vgl. Ellis, V. (1994), S. 279.
[118] Zu den Ablaufschritten der Simulation der Bewerbung für den EQA vgl. Möller, J. (1998), S. 319.
[119] Vgl. Swertz, P., Möller, J. (1999), S. 401.

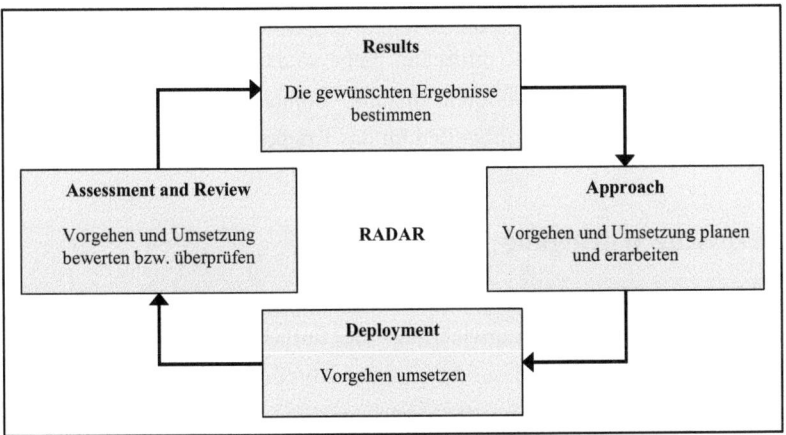

Abbildung 19: Radar-Logik der Selbstbewertung nach EFQM[120]

Für die Befähiger- und Ergebniskriterien sind insgesamt jeweils maximal 500 Punkte zu erreichen, wobei jedes Kriterium unterschiedlich gewichtet ist.[121] Zunächst wird bei der Bewertung jedem Teilkriterium eine prozentuale Bewertung entlang der RADAR-Elemente zugeordnet (Angaben in Prozent). Anschließend werden die Zwischenergebnisse in einem Formblatt zusammengestellt und dort gewichtet, um eine Punktzahl auf der Skala von 0 bis 1.000 Punkten zu erhalten. Die RADAR-Gewichtungen wurden bereits 1991 als Ergebnis einer europaweiten Abstimmung festgelegt und werden seither von der EFQM regelmäßig überprüft. Preisträger des EQA erreichen mittlerweile 700 und mehr Punkte.[122] Wer eine Selbstbewertung nach EFQM durchführt, sollte sich allerdings darüber im Klaren sein, wofür er das Ergebnis nutzen will. Nur wenn aufgrund der erreichten Gesamtpunktzahl auch tatsächlich Aktionen zur weiteren Verbesserung angestoßen werden, ist ein im Sinne des Qualitätsmanagements erfolgversprechender Weg eingeschlagen. Wie unter Punkt 2.3 bereits erwähnt, ist es von großer Bedeutung, die den Teilkriterien zugrunde liegenden Stärken und Schwächen dafür zu nutzen, sich unter dem Dach der EFQM kontinuierlich zu verbessern und

---

[120] Quelle: European Foundation for Quality Management (EFQM) (Hrsg.) (2000), S. 10.
[121] Vgl. letzte Spalte der Abbildungen 17 und 18.
[122] Vgl. Hildebrand, R. (2001), S. 438.

mit anderen Krankenhäusern zu vergleichen.[123] Die EFQM erteilt unterhalb des EQA keinerlei weiteren „EFQM-Zertifikate" mehr, so dass der Glaube, schon ein „Zertifikat" – gleich welchen konkreten Nutzens – könne bei den Kostenträgern (z.b. bei den Krankenkassen) Wohlwollen für das Krankenhaus erzeugen, ein Irrtum wäre.

2.3.4 Kritische Würdigung

Das EFQM-Modell findet in Europa auch im Gesundheitswesen immer größere Anerkennung auf dem Weg zur Entwicklung eines umfassenden Qualitätsmanagements insbesondere, weil nicht nur die einzelne Abteilung, sondern schlussendlich das gesamte Krankenhaus bewertet werden soll. Das EFQM-Modell als Analyse- und Diagnoseinstrument ermöglicht zudem nicht nur einen Einstieg in das Qualitätsmanagement im Krankenhaus, sondern es integriert bereits vorhandene Systeme des Qualitätsmanagements.[124] Es werden Stärken und Verbesserungspotentiale aufgezeigt, die relativ zuverlässig und ungeschönt sind und deren Beurteilung fach- und berufsgruppenübergreifend erfolgt. Zusätzlich hat eine Selbstbewertung stets eine motivationsfördernde Wirkung für die Beteiligten.[125] Positiv hervorzuheben sind die Einfachheit des Bewertungsschemas und die Mitarbeiterorientierung. Die Bewertung erfolgt erst nach einer sorgfältigen Vorbereitung. Nachdem die Grundsatzentscheidung für eine Selbstbewertung getroffen wurde, sind systematisch Daten zu sammeln.

Allerdings ist auch kritisch anzumerken, dass das EFQM-Modell nicht den Kernprozess von der Aufnahme bis zur Entlassung von Patienten im Krankenhaus in den Mittelpunkt stellt, sondern die genannten neun Kriterien einzeln bewertet werden. Auch über die Zuordnungsinhalte zu den einzelnen Kriterien gibt es mitunter Irritationen.[126] Das EFQM-Modell versucht zwar durch die Verbesserung der Befähigerkriterien positiv auf das direkte Ergebnis einzuwirken, inwieweit am Ende eine Verbesserung für den Patienten eintritt, bleibt aber offen. So können Krankenhäuser durch eine Steigerung des Punktwertes bei den Befähigern

---

[123] Vgl. Hildebrand, R., Möller, J., Schimmelpfennig, K., Schubert, H.-J. (2001), S. 245.
[124] Vgl. Möller, J. (1998), S. 322.
[125] Vgl. Beyer-Rehfeld (1999), S. 408.
[126] Vgl. Beyer-Rehfeld (1999), S. 408.

eine bessere Gesamtpunktzahl erreichen ohne dass die Ergebnisse verbessert werden.[127] Durch die Erstellung eines Aktionsplans für Verbesserungen im Rahmen der Selbstbewertung werden aber konkrete Handlungsanweisungen gegeben, um die Qualität im Krankenhaus zu erhöhen.

Positiv hervorzuheben ist die prinzipielle Ausrichtung des EFQM-Modells nach Excellence. Während andere Qualitätsmodelle darauf ausgerichtet sind, bestimmte Mindestanforderungen zu erfüllen, verfolgt der EFQM-Ansatz eine kontinuierliche Verbesserung. Statt eines Zertifikats, das nach außen die Qualitätsbestrebungen dokumentieren soll, wird bei EFQM eindeutig der Schwerpunkt auf betriebsinterne Veränderungen gelegt.

Große Probleme bereitet allerdings die abstrakte Sprache der Methode, so dass aus Erfahrungsberichten mit Klinikmitarbeitern zu entnehmen ist, dass dieser Ansatz in der Praxis auf massive Ablehnung stößt.[128] Dieser Kritikpunkt hängt damit zusammen, dass das EFQM-Modell von führenden europäischen Unternehmen geprägt worden ist und beispielsweise der Begriff „Kunde" für Patienten zumindest ungewöhnlich ist. Dem ist allerdings entgegen zu halten, dass im Zuge des Wettbewerbs auch im stationären Sektor solche Begriffe immer häufiger auftauchen und der „mündige Patient" selbst immer mehr in diese Kundenrolle hineinrückt. Patienten verlangen nach mehr Transparenz und wollen durch gezielte Informationen zu einem gewissen Teil selbst Entscheidungen treffen und damit als Kunde die angebotenen Leistungen selbst auswählen können.

2.4   Zertifizierung nach KTQ

Aufgrund des industriellen Ursprungs der DIN ISO Zertifizierung und des EFQM-Modells wird die 1:1-Übertragung auf Einrichtungen des Gesundheitswesens und insbesondere Krankenhäuser kritisiert. In anderen Ländern, wie den USA, gibt es mit dem Akkreditierungsverfahren der JCAHO jedoch bereits seit 1951 ein speziell auf das Gesundheitswesen zugeschnittenes, etabliertes externes

---

[127]   Vgl. Hildebrand, R. (2002), S. 6.
[128]   Vgl. Scheu, C. (2002), S. 36.

Qualitätssicherungskonzept.[129] Vergleichbares gab es in Deutschland bis Mitte
der 1990er Jahre nicht. Aus diesem Grund wurde 2001 von den Trägern des deutschen Gesundheitswesens die Kooperation für Transparenz und Qualität im Gesundheitswesen (KTQ) gegründet.[130] Bereits im Juni 1997 wurde das Projekt
durch den Verband der Angestellten-Krankenkassen und vom Arbeiter-
Ersatzkassen-Verband (VdAK/AEV) initiiert, dessen Anfang 1999 nach einer erfolgreich abgeschlossenen Machbarkeitsstudie in sechs deutschen Krankenhäusern auch die Deutsche Krankenhausgesellschaft (DKG) als dritter gleichberech-
tigter Vertragspartner beigetreten war. Als Kooperationspartner beteiligen sich
seither der Deutsche Pflegerat und die ProCumCert GmbH als Repräsentant
kirchlich geführter Einrichtungen. Die wissenschaftliche Begleitung des vom
heutigen Bundesministerium für Gesundheit und soziale Sicherung (BMGS) ge-
förderten Projektes erfolgte von Dezember 1998 bis Dezember 2001 durch das
Institut für medizinische Informationsverarbeitung (IMI). Dessen Aufgaben waren unter anderem die wissenschaftliche Beurteilung der Vorarbeiten, die Entwicklung der modularen Ausgestaltung des KTQ-Kataloges, der Vergleich mit
internationalen Zertifizierungsverfahren und insbesondere die Evaluation der Pre-
test- und Pilotphase. Das **Ziel** der KTQ, **Transparenz im Gesundheitswesen zu
schaffen**, ist der Grund für die Unterstützung durch das BMGS. Die Gesund-
heitsministerkonferenz und der Sachverständigenrat forderten in diesem Zusammenhang die Stärkung der Position des Patienten durch die Bereitstellung von Informationen über die Qualität medizinischer und pflegerischer Versorgung in geeigneter und verständlicher Form.[131] Das freiwillige krankenhausspezifische Zertifizierungsverfahren der KTQ basiert auf einer Selbstbewertung durch das betreffende Krankenhaus, der optional eine Fremdbewertung mit anschließender Zertifikatsvergabe folgen kann. Der Aufbau, die Ziele und das Zertifizierungsverfahren werden nachfolgend genauer erläutert und einer kritischen Betrachtung unterzogen.

[129] Vgl. Kapitel 2.1.1.
[130] Vgl. Müller, J. (2001), S. 146.
[131] Vgl. Sachverständigenrat für die Konzertierte Aktion im Gesundheitswesen (2001), S. 158-161.

2.4.1   Organisationsstruktur und Aufgaben der Organe

Die dezentrale Organisationsstruktur der KTQ mit ihren Gremien und Beteiligten ist in Abbildung 20 dargestellt.

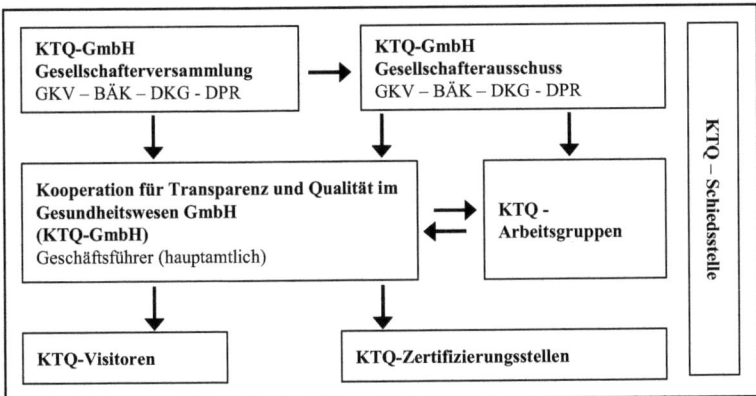

Abbildung 20: Organisationsstruktur der KTQ[132]

Die beteiligten Einrichtungen stehen eng miteinander in Beziehung. Die Aufgabe der **KTQ-Gesellschafterversammlung** ist es, die jährlichen Unternehmens- und Investitionspläne zu verabschieden und die Geschäftsführung zu entlasten. Darüber hinaus ist sie für den Erwerb, die Veräußerung oder die Lizenzvergabe von Rechten aller Art verantwortlich. Die KTQ-Gesellschafterversammlung hat somit eine lenkende Funktion und kontrolliert die handelsrechtlichen Pflichten und finanzwirksamen Entscheidungen der **KTQ-GmbH** bzw. ihrer Geschäftsführung. Sie besteht aktuell aus 17 Mitgliedern, einem Gast aus dem BMGS und der Geschäftsführung der KTQ-GmbH.[133]

Im **KTQ-Gesellschafterausschuss** sind ebenso wie in der Gesellschafterversammlung alle Organisationen vertreten, die für die stationäre Versorgung in Deutschland verantwortlich sind. Die Spitzenverbände der gesetzlichen Krankenversicherungen (GKV), die Bundesärztekammer (BÄK), die Deutsche Krankenhausgesellschaft (DKG) und der Deutsche Pflegerat (DPR), die bereits alle an der

---

[132]   Quelle: http://www.ktq.de/ktq_ueber_uns/struktur_gesellschafter.php [Stand: 12.09.2006 19:45].
[133]   Vgl. http://www.ktq.de/ktq_ueber_uns/gesellschafterversammlung.php [Stand: 12.09.2006 19:45].

Entwicklung des KTQ-Verfahrens mitwirkten, stellen je drei Vertrete dieses Gremiums. Die Festlegung und Überwachung der Akkreditierungskriterien für die Visitoren und die Zertifizierungsstellen, der Einsatz der **KTQ-Arbeits-gruppen**, Personalentscheidungen sowie die Beratung und Überwachung der KTQ-Geschäfts-führung gehören zu den Funktionen des KTQ-Gesellschafter-ausschusses, der damit eine zentral steuernde Einrichtung im Sinne eines Aufsichtsrates darstellt. Die Mitglieder des Ausschusses werden von den KTQ-Gesellschaftern bestimmt.[134]

In der KTQ-Geschäftsstelle laufen alle Informationen über das Zertifizierungs-verfahren zusammen. Sie ist Ansprechpartner für die KTQ-Visitoren und die KTQ-Zertifizierungsstellen und betreut und koordiniert die KTQ-Arbeitsgrup-pen.[135] Diese bestehen aus Experten unterschiedlicher medizinischer Fachgebiete (z.b. Gynäkologie, Chirurgie, Orthopädie, Innere Medizin, Anästhesie, Pflege) und Bereiche der Krankenhauspraxis (z.b. Krankenhausleitung, Labor, Patien-tenbefragung). Deren Aufgabe ist es, Bewertungskriterien zu erarbeiten, mit de-nen man in relevanter und nachvollziehbarer Form Rückschlüsse auf die erbrach-te Qualität ziehen kann. Die gesammelten Kriterien werden zu einem Bewer-tungskatalog zusammengefasst. Aktuell liegt der Katalog in Version 5.0 vor. Nach ihrem Selbstverständnis will die KTQ ihr Zertifizierungsverfahren kontinu-ierlich erweitern. Zu diesem Zweck werden weiterhin KTQ-Arbeitsgruppen ein-gesetzt, die sich mit neuen Einsatzfeldern beschäftigen, Kriterien erarbeiten, tes-ten und schließlich für den Routinebetrieb fertigstellen. Erfordert die Praxis neue Themengebiete, so greift die KTQ auf bestehende Arbeitsgruppen zurück oder bildet neue Gruppen, deren Mitglieder von den KTQ-Gesellschaftern bestimmt werden.[136]

Bei den **KTQ-Visitoren** handelt es sich um Experten aus dem ärztlichen, pflege-rischen und ökonomischen Bereich, die beruflich aktive und erfahrene Persön-lichkeiten mit Leitungsfunktion und Personalverantwortung sind. Neben umfas-

---

[134] Vgl. http://www.ktq.de/ktq_ueber_uns/gesellschafterausschuss.php [Stand: 12.09.2006 19:47].

[135] Vgl. http://www.ktq.de/ktq_ueber_uns/geschaeftsstelle.php [Stand: 12.09.2006 19:49].

[136] Vgl. http://www.ktq.de/ktq_ueber_uns/arbeitsgruppen.php [Stand: 12.09.2006 19:51], Müller, J. (2001), S. 147, und Jonitz, G., Walger, M. (2001), S. 27.

senden Kenntnissen im Qualitätsmanagement müssen die Visitoren ein spezielles KTQ-Visitorentraining erfolgreich absolviert haben. Hauptaufgabe der akkreditierten Visitoren ist die Fremdbewertung durch eine Begehung vor Ort, wobei ein Visitorenteam aus je einem ärztlichen, pflegerischen und kaufmännischen Vertreter besteht.[137]

Eine Fremdbewertung, die über die KTQ-Zertifikatsvergabe entscheidet, ist nur bei **KTQ-Zertifizierungsstellen** anzumelden. Diese unabhängigen Gremien werden von der KTQ-GmbH akkreditiert. Welche Zertifizierungsstelle ein Krankenhaus auswählt, spielt keine Rolle, da jede Fremdbewertung nach festgelegten Kriterien abläuft und identisch organisiert ist, jedoch wird meist die geographisch am nächsten gelegene Zertifizierungsstelle bevorzugt. Die Zertifizierungsstellen setzen aus dem Pool der akkreditierten Visitoren ein Team zusammen und betreuen dieses bei der Vorbereitung der Begehung vor Ort. Neben der Koordination der Visitation unterstützen die Zertifizierungsstellen die Visitoren bei der Auswertung der Berichte und geben im Falle eines positiven Ergebnisses eine Empfehlung zur Zertifikatsvergabe an die KTQ.

2.4.2 Zielsetzungen der KTQ

Medizinische Leistungen für die Patienten transparent zu machen und somit die Patientenversorgung zu verbessern, ist das vorrangige Ziel der KTQ.[138] Mit einer Zertifizierung sollen im Wesentlichen die vier Zielsetzungen Weiterentwicklung, Patienten- und Mitarbeiterorientierung und Transparenz verfolgt werden.

Zum einen sollen, mit einen Motivationsschub verbunden, neue Elemente des Qualitätsmanagements auf der Grundlage einer Analyse und Weiterentwicklung bestehender Strukturen, Versorgungsprozesse und Ergebnisse implementiert werden.[139] Unter Einbeziehung aller im Krankenhaus tätigen Personen werden so Ar-

---

[137] Vgl. http://www.ktq.de/ktq_verfahren/fremdbewertung.php [Stand: 12.09.2006 19:54], Müller, J. (2001), S. 147, und Jonitz, G., Walger, M. (2001), S. 26.

[138] Vgl. Stobrawa, F. (2001), S. 440, und http://www.ktq.de/ktq_media/pdf/KTQ190503_KTQ-Verfahren.pdf [Stand: 12.09.2006 19:55].

[139] Vgl. http://www.ktq.de/ktq_media/pdf/KTQ190503_KTQ-Verfahren.pdf [Stand: 12.09.2006 19:57].

beitsbedingungen optimiert und inhaltliche Anstöße zur Weiterentwicklung gegeben.[140]

Somit wird versucht, eine umfassende Zertifizierung des gesamten Krankenhauses zu ermöglichen und nicht nur die Qualität einzelner Fachabteilungen zu hinterfragen, womit wiederum die Verbesserung der Patientenversorgung sowohl hinsichtlich der Prozesse als auch der Ergebnisse erreicht wird.

Der einzelne Mitarbeiter wird als die wichtigste Ressource auf dem Weg zum Unternehmenserfolg angesehen. Die Mitarbeiterzufriedenheit und die Evaluation der Leistungsfähigkeit stehen im Mittelpunkt der Leistungserbringung und ermöglichen eine Beurteilung der Qualität der Gesamtorganisation. Ziel ist eine interdisziplinäre und abteilungsübergreifende Zusammenarbeit der im Krankenhaus vertretenen Berufsgruppen, indem alle Bemühungen gefördert werden, die der Koordination, der Leistungserbringung und einer optimalen Patientenversorgung dienen.[141]

Ein viertes wesentliches Ziel ist die geforderte Transparenz hinsichtlich der Leistungen, der Leistungsfähigkeit, des Qualitätsmanagements, sowie der Qualität und der Ergebnisse der Krankenhausbehandlung.[142] Aus Patientensicht wird Transparenz im Sinne einer Entscheidungshilfe im Vorfeld einer Krankenhausbehandlung verstanden. So sollen dem Patienten in verständlicher Form Informationen über das Versorgungsangebot in medizinischer und pflegerischer Hinsicht bereitgestellt werden. Transparenz für die niedergelassenen Ärzte dient als Orientierungshilfe für die Einweisung und Weiterbetreuung von Patienten. Für die Mitarbeiter bedeutet Transparenz vor allem Information über angebotene medizinische Leistungen und das Qualitätsmanagement im eigenen Hause. Transparenz für die Krankenkassen bezweckt eine ausreichende Beurteilungsmöglichkeit der Qualität der im Krankenhaus erbrachten Leistungen. Die Krankenhäuser selbst verbinden

---

[140] Vgl. Müller, J. (2001), S. 148.
[141] Vgl. Stobrawa, F. (2001), S. 441.
[142] Vgl. Stobrawa, F. (2001), S. 441.

Transparenz mit einer validen rechtskonformen Außendarstellung nach erfolgreicher Zertifizierung in Form eines KTQ-Qualitätsberichtes.[143]

2.4.3 Das Bewertungs- und Zertifizierungsverfahren der KTQ

Vorbild für das KTQ-Bewertungs- und Zertifizierungsverfahren sind internationale Konzepte (z.b. die der JCAHO, des Canadian Council on Health Services Accreditation und des Australian Council on Healthcare Standards), deren Methoden und Prinzipien aufgegriffen werden und mit deren Hilfe versucht wird, sie in ein Qualitätsmanagementsystem zu integrieren.[144]

Wie bereits in Abschnitt 2.4 erwähnt, nahmen im Sommer 1999 sechs deutsche Krankenhäuser an einer Machbarkeitsstudie, der so genannte Pretestphase teil, um den vorläufig erstellten Bewertungskatalog hinsichtlich Umfang, Verständlichkeit und Praktikabilität zu beurteilen. Am 03. Dezember 1999 konnten die beteiligten Kliniken im Rahmen eines KTQ-Forums ihre Erfahrungen vorstellen. Nach der Überarbeitung des Bewertungskataloges nahmen 25 ausgewählte Akutkrankenhäuser – unterschiedlicher Versorgungsstufe und Trägerschaft – aus über 300 Bewerbern an der KTQ Pilotphase teil.[145] Im Zeitraum von Anfang Juni bis Mitte August 2000 führten diese Kliniken zunächst eine Selbstbewertung durch, um zu überprüfen, ob sich auf der Grundlage des Bewertungskataloges in der damaligen Version 3.0 das Qualitätsmanagement des Krankenhauses umfassend abbilden ließ und die Qualität der Krankenhausbehandlung transparent werden konnte.[146] Anschließend, von Oktober 2000 bis Februar 2001, folgte die Fremdbewertung durch 50 geschulte KTQ-Visitoren. Für die Arbeit als Visitor bewarben sich 400 Personen, deren hohe Zahl sowohl das Interesse als auch die Bereitschaft der Krankenhäuser und deren Mitarbeiter widerspiegelte, ein internes Qualitätsmanagement sicherzustellen und zu optimieren.[147] Als Ergebnis der Pilot-

---

[143] Vgl. Stobrawa, F. (2001), S. 441.

[144] Vgl. Kolkmann, F.-W., Scheinert, H. D. (1998), S. 27.

[145] Vgl. http://www.ktq.de/ktq_media/pdf/KTQ190503_KTQ-Verfahren.pdf [Stand: 12.09.2006 19:59].

[146] Vgl. Müller, J. (2001), S. 150.

[147] Vgl. http://www.ktq.de/ktq_media/pdf/KTQ190503_KTQ-Verfahren.pdf [Stand: 12.09.2006 20:03].

phase konnten alle Kriterien in die KTQ-Katalog Version 4.0 für den Einsatz im Routinebetrieb ab 01. Januar 2002 übernommen werden.

Die Zertifizierung nach KTQ besteht aus zwei Kernelementen: Der strukturierten **Selbstbewertung** durch das Krankenhaus und der **Fremdbewertung** durch das KTQ-Visitorenteam mit anschließender Zertifikatsvergabe. Hierbei ist zu beachten, dass die Selbstbewertung vom Krankenhaus nicht an eine nachfolgende Zertifizierung gebunden ist und somit unabhängig von der Zertifizierung durchgeführt werden kann. Die KTQ-Selbstbewertung ist eine Gesamtdarstellung des Krankenhauses, bezogen auf die im KTQ-Katalog beschriebenen Anforderungen. Zum Abschluss der Selbstbewertung kann sich das Krankenhaus an eine der KTQ-Zertifizierungsstellen wenden und eine KTQ-Fremdbewertung beantragen. Der Ablauf einer KTQ-Visitation wird in Abbildung 21 dargestellt.

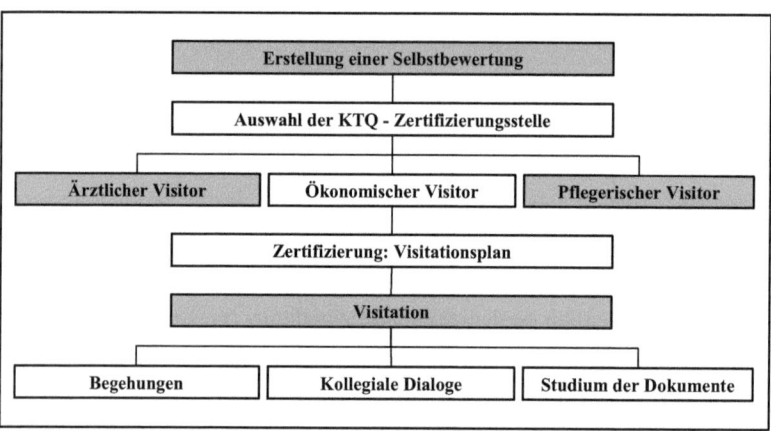

Abbildung 21: Ablauf einer KTQ - Visitation[148]

Grundlage der Bewertung ist der KTQ-Kriterienkatalog, der insgesamt sechs Kategorien umfasst:

- Patientenorientierung in der Krankenversorgung,
- Sicherstellung der Mitarbeiterorientierung,

---

[148] Quelle: http://www.ktq.de/ktq_media/pdf/KTQ190503_Vortrag_Beck.pdf [Stand: 12.09.2006 20:07].

- Sicherheit im Krankenhaus,

- Informationswesen,

- Krankenhausführung,

- Qualitätsmanagement.

Diese sechs Kategorien setzen sich aus 20 Subkategorien zusammen, die ihrerseits wieder in 70 Kriterien untergliedert sind, denen insgesamt 698 Fragen zugeordnet sind. Ein Überblick über den Aufbau des Kriterienkatalogs ist in Abbildung 22 zu finden.

Kategorie	Subkategorie		Kriterien	
Patienten-orientierung in der Kranken-versorgung	1.1	Aufnahme	1.1.1	Erreichbarkeit des Krankenhauses
			1.1.2	Orientierung im Krankenhaus
			1.1.3	Integration von Patienten während der Aufnahme
			1.1.4	Koordinierung der Patientenaufnahme
	1.2	Ersteinschätzung	1.2.1	Erhebung eines Patientenstatus
			1.2.2	Nutzung bisheriger Patienteninformationen
	1.3	Planung der Behandlung	1.3.1	Festlegung des Behandlungsprozesses
			1.3.2	Integration von Patienten in die Behandlung
	1.4	Durchführung der Behandlung	1.4.1	Kooperation mit allen Beteiligten der Patientenversorgung
			1.4.2	Integration von Patienten in die Behandlung
			1.4.3	Durchführung einer hochwertigen und umfassenden Behandlung
			1.4.4	Anwendung von Leitlinien und Pflegestandards
			1.4.5	Durchführung einer evidenzbasierten Medizin
			1.4.6	Koordinierung der Behandlung
	1.5	Entlassung	1.5.1	Bereitstellung kompletter Informationen zum Entlassungszeitpunkt
			1.5.2	Integration des Patienten in die Entlassung
			1.5.3	Sicherstellung einer kontinuierlichen Weiterbetreuung
			1.5.4	Koordinierung der Entlassung
	1.6	Überprüfung der Patientenorientierung	1.6.1	Umgang mit Patientenwünschen und Patientenbeschwerden
			1.6.2	Nutzung von Patientenbefragungen

⇩

Sicherstellung der Mitarbeiter-orientierung	2.1	Planung des Personals	2.1.1	Planung des Personalbedarfs
			2.1.2	Personalentwicklung
	2.2	Sicherstellung der Qualifikation	2.2.1	Festlegung der Qualifikation
			2.2.2	Einarbeitung von Mitarbeitern
			2.2.3	Planung der Fort- und Weiterbildung
			2.2.4	Finanzierung der Fort- und Weiterbildung
			2.2.5	Durchführung von Fortbildungsmaßnahmen
			2.2.6	Verfügbarkeit von Fortbildungsmedien
			2.2.7	Sicherstellung des Lernerfolges in angegliederten Ausbildungsstätten
	2.3	Sicherstellung der Integration von Mitarbeitern	2.3.1	Praktizierung eines mitarbeiterorientierten Führungsstils
			2.3.2	Einbeziehung von Mitarbeitern in strategische Planungen
			2.3.3	Einhaltung geplanter Dienstzeiten
			2.3.4	Umgang mit Mitarbeiterideen, -wünschen und –beschwerden
			2.3.5	Nutzung von Mitarbeiterbefragungen
Sicherheit im Krankenhaus	3.1	Gewährleistung einer sicheren Umgebung	3.1.1	Verfahren zum Arbeitsschutz
			3.1.2	Verfahren zum Brandschutz
			3.1.3	Verfahren zur Regelung bei Notfallsituationen und zum Katastrophenschutz
	3.2	Hygiene	3.2.1	Organisation der Hygiene
			3.2.2	Erfassung und Nutzung hygienerelevanter Daten
			3.2.3	Planung und Durchführung hygienesichernder Maßnahmen
			3.2.4	Einhaltung von Hygienerichtlinien
	3.3	Bereitstellung von Materialien	3.3.1	Verfahren zur Regelung der Bereitstellung von Arzneimitteln und Medizinprodukten
			3.3.2	Regelung des Umweltschutzes
Informations wesen	4.1	Umgang mit Patientendaten	4.1.1	Richtlinien zur Führung und Dokumentation von Patientendaten
			4.1.2	Dokumentation von Patientendaten
			4.1.3	Verfügbarkeit von Patientendaten
	4.2	Informations-weiterleitung	4.2.1	Informationsweitergabe zwischen verschiedenen Bereichen
			4.2.2	Informationsweitergabe an zentrale Auskunftsstellen
			4.2.3	Information der Öffentlichkeit
			4.2.4	Berücksichtigung des Datenschutzes
	4.3	Nutzung einer Informationstech-nologie	4.3.1	Aufbau einer Informationstechnologie
			4.3.2	Nutzung der Informationstechnologie

⇩

Krankenhausführung	5.1	Entwicklung eines Leitbildes	5.1.1	Leitbildentwicklung
	5.2	Zielplanung	5.2.1	Entwicklung einer Zielplanung
			5.2.2	Festlegung einer Organisationsstruktur
			5.2.3	Entwicklung eines Finanz- und Investitionsplanes
	5.3	Sicherstellung einer effektiven und effizienten Krankenhausführung	5.3.1	Sicherstellung einer effektiven Arbeitsweise in Leistungsgremien
			5.3.2	Sicherstellung einer effektiven Arbeitsweise bei Kommissionen
			5.3.3	Sicherstellung einer effektiven Arbeitsweise innerhalb der Krankenhausführung
			5.3.4	Information der Krankenhausführung
			5.3.5	Durchführung vertrauensfördernder Maßnahmen
	5.4	Erfüllung ethischer Aufgaben	5.4.1	Schutz von Patientenbedürfnissen
			5.4.2	Berücksichtigung ethischer Problemstellungen
Qualitätsmanagement	6.1	Umfassendes Qualitätsmanagement	6.1.1	Einbindung aller Krankenhausbereiche in das Qualitätsmanagement
			6.1.2	Verfahren zur Entwicklung, Vermittlung und Evaluation von Qualitätszielen
	6.2	Qualitätsmanagementsystem	6.2.1	Organisation des Qualitätsmanagements
			6.2.2	Durchführung interner qualitässichernder Maßnahmen
			6.2.3	Sammlung qualitätsrelevanter Daten
	6.3	Sammlung und Analyse qualitätsrelevanter Daten	6.3.1	Entwicklung von Leitlinien und Pflegestandards
			6.3.2	Analyse und Nutzung qualitätsrelevanter Daten

Abbildung 22: KTQ-Kriterienkatalog[149]

Bei der Selbstbewertung wird eine Standortbestimmung in Form einer IST-Analyse durchgeführt. Diese dient zur Analyse der eigenen Stärken und Schwächen und besteht im Wesentlichen darin, die Kriterien des KTQ-Kataloges bedarfsgerecht zu bearbeiten. Dabei sind die aufgeführten Fragen von einer internen Koordinationsgruppe unter Berücksichtigung folgender Problemstellungen zu beantworten:

- ob und wie die im Kriterium formulierte Aufgabe praktisch gelöst ist (einschließlich einer entsprechenden Nachweisführung),
- ob im vergangenen Jahr Verbesserungen in diesem Bereich erzielt wurden und ob es sich dabei um kontinuierliche Verbesserungen handelt,

---

[149] Quelle: Scheinert, H. D., (2000).

- welche(r) Verantwortliche(n) im jeweiligen Kriterium benannt wurde(n).[150]

Im Anschluss an die Erstellung des Selbstbewertungsberichts und die Selbstbewertung werden die Ergebnisse diskutiert und Verbesserungsprojekte vorgeschla-
gen und anschließend konkret durchgeführt. Damit soll auch die Wahrscheinlichkeit für den Erhalt des KTQ-Zertifikats vergrößert werden. Nun besteht die Möglichkeit, sich für eine Fremdbewertung mit anschließender Zertifikatsvergabe zu
entschließen. Diese Fremdbewertung durch das interdisziplinär besetzte Visitorenteam wird auf der Grundlage des Selbstbewertungsberichtes durchgeführt und
endet mit einem Feedback-Gespräch mit der Koordinationsgruppe und einem ab-
schließenden schriftlichen Bericht, der das Urteil über die Zertifikatvergabe enthält.

Jedes zertifizierte Krankenhaus ist verpflichtet, einen KTQ-Qualitätsbericht zu
erstellen, der in transparenter und übersichtlicher Form eine umfassende Gesamtdarstellung der Leistungen und des internen Qualitätsmanagements geben soll.
Dabei sind sowohl Struktur- als auch Leistungsmerkmale der zertifizierten Einrichtung abgebildet. Diese KTQ-Berichte ähneln in ihrem Aufbau sehr dem verpflichtenden Qualitätsbericht nach § 137 SGB V, wie er in Kapitel 3.1.2 beschrieben wird. Alle KTQ-Berichte sind auch im Internet abrufbar.[151]

2.4.4 Kritische Würdigung

Zunächst einmal ist für den Ansatz der KTQ positiv festzuhalten, dass er speziell
für Krankenhäuser entwickelt wurde. Aus dem bereits erwähnten Kritikpunkt der
industriellen Herkunft anderer Qualitätsmanagementinitiativen wie DIN ISO oder
EFQM entstand so ein Modell, das durch die Verwendung der krankenhausspezi-
fischen Sprache besonders die klinikrelevanten Sachverhalte anspricht. Auch die
Weiterentwicklung der Kriterien erfolgt unter der Mitwirkung von Krankenhäusern, die somit sicherstellen können, dass der KTQ-Katalog speziell auf die Anforderungen des stationären Sektors zugeschnitten ist.

---

[150] Vgl. Müller, J. (2001), S. 154.
[151] Vgl. http://www.ktq.de/ktq_qualitaetsberichte.php [Stand: 12.09.2006 20:16].

Die Inhalte der Anforderungen des KTQ-Kataloges, die an ein Krankenhaus im Rahmen der Selbst- und Fremdbewertung gestellt werden, sind überschaubar. Das Anspruchsniveau erfordert bei der Vorbereitung auf die Bewertung und Zertifizierung im Gegensatz zur Erfüllung der Standards der JCAHO[152] eher Fleiß und Geld als eine harte Veränderungsarbeit und ist mit vergleichsweise einfachen Mitteln erreichbar. Vor diesem Hintergrund ist das Erlangen eines Zertifikats nach KTQ ein durchaus realisierbares Ziel.[153] Kritisiert wird in diesem Zusammenhang allerdings, dass die schon im Namen der Organisation versprochene Transparenz der Ergebnisse für den Patienten nicht geboten wird.[154]

Hingegen positiv anzumerken ist im Rahmen der Bewertung nach KTQ die Orientierung an den Mitarbeitern und Patienten. Diese beiden explizit genannten Kategorien im KTQ-Kriterienkatalog[155] können auf der Mitarbeiterseite einen nicht zu unterschätzenden Motivationsschub bewirken, der wesentlich dazu beitragen kann, dass der Qualitätsgedanke nicht nur in der Krankenhausleitung verbleibt, sondern von allen im Krankenhaus tätigen Mitarbeitern getragen wird. Eine solche Umsetzung des Strebens nach besserer Qualität kann in der Folge positive Auswirkungen auf die Versorgung der Patienten haben.

Im Vergleich zur Bewertung nach EFQM, deren Punktewerte sich auf einen Zeitpunkt beziehen und ein unbefristetes Gütesiegel zur Folge haben, ist das Zertifikat der KTQ zeitlich befristet und muss nach 3 Jahren erneuert werden. Ende 2005 wurde mit der sächsischen ASKLEPIOS/ASB-Klinik Radeberg bereits das erste Krankenhaus gemäß KTQ rezertifiziert.[156]

Kritik kann an der KTQ in Bezug auf die mangelnde Einbeziehung der Ergebnisse geübt werden. Die auf der KTQ-Website veröffentlichten KTQ-Qualitätsberichte legen nur Strukturmerkmale offen, geben jedoch keine Auskunft über Prozess- und Ergebnisqualitäten. Die Strukturdaten werden in einer Form veröffentlicht, die im Rahmen des zunehmenden Wettbewerbs keine Alleinstellungs-

---

[152] Vgl. Kapitel 2.1.1.
[153] Vgl. Hildebrand, R. (2002), S. 4.
[154] Vgl. Hildebrand, R. (2002), S. 4.
[155] Vgl. Abbildung 22.
[156] Vgl. http://www.ktq.de/ktq_media/pdf_2005/Transparent_2-2005.pdf [Stand: 23.10.2006 16:15].

merkmale erkennen lassen. Bis auf vereinzelte Mengenangaben im Strukturteil werden keine Informationen über Ergebnisse gegeben.[157] Im Rahmen der Ersterstellung des strukturierten Qualitätsberichtes nach § 137 SGB seit September 2005 waren dagegen solche Krankenhäuser im Vorteil, die bereits nach KTQ zertifiziert wurden und dafür einen ähnlichen Bericht im Internet veröffentlicht haben. Aufgrund des annähernd gleichen Aufbaus konnten zertifizierte Kliniken bereits wertvolle Erkenntnisse sammeln und große Teile ihres Berichtes in den strukturierten, gesetzlich vorgeschriebenen Qualitätsbericht übernehmen.

Weiterhin stellt das Konzept der KTQ auch kein umfassendes Managementinstrument für alle Bereiche des Krankenhauses dar. Es wird zwar, wie oben erwähnt, die Orientierung an den Mitarbeitern konsequent verfolgt und deren Zufriedenheit gemessen, dagegen bleiben die Bedürfnisse und Erwartungen der Partner, Anteilseigner und die nicht unerhebliche Sichtweise der Konkurrenten außer Betracht.[158] Im Unterschied dazu werden im EFQM-Modell wesentliche Komponenten der Führung von Gesundheitseinrichtungen systematisch betrachtet.[159]

Darüber hinaus verlangt die Methodik der KTQ kein Streben nach kontinuierlicher Verbesserung. Das erteilte Zertifikat besagt lediglich, dass die betrachteten Standards erfüllt sind, gibt aber per se keinen Anlass, nach weiteren Verbesserungen zu streben. Dieser Nachteil wiegt deshalb schwer, da es für Krankenhäuser im schon mehrfach erwähnten verschärften Wettbewerb unerlässlich ist, nach eigenen Schwachstellen zu suchen und ständig neue Möglichkeiten der Verbesserung zu nutzen.

Insgesamt gesehen ist der Ansatz der KTQ ein durchaus sinnvoller Einstieg in das Qualitätsmanagement für Krankenhäuser. Nach der anfänglich großen Werbewirkung in der Pilotphase ist es für stationäre Einrichtungen allerdings nötig, sich im Rahmen der KTQ nicht auf die Erfüllung von Mindesterfordernissen zu beschränken, sondern eine Kultur der kontinuierlichen Verbesserung zu etablieren.

---

[157] Vgl. Hildebrand, R. (2005), S. 41.
[158] Vgl. Möller, J. (2001), S. 22.
[159] Vgl. Kapitel 2.3.

3 Formen der Qualitätsberichterstattung

3.1 Gesetzliche Verpflichtungen

3.1.1 Bundesgeschäftsstelle Qualitätssicherung GmbH (BQS)

3.1.1.1 Organisationsaufbau der BQS

Seit dem Jahr 2001 existiert für alle Krankenhäuser ein bundesweit einheitliches Verfahren für die medizinische und pflegerische Qualitätsdarstellung. Gesetzlich ist dieses Verfahren in den Paragrafen 135a Abs. 2 und 137 Abs. 1 SGB V verankert. Im September des Jahres 2000 wurde zu diesem Zweck die Bundesgeschäftsstelle Qualitätssicherung (BQS) von den Spitzenverbänden der Krankenkassen, dem Verband der Privaten Krankenversicherung, der Bundesärztekammer, dem Deutschen Pflegerat und der Deutschen Krankenhausgesellschaft gegründet. Die hauptsächliche Aufgabe der BQS ist die Leitung und Koordination der inhaltlichen Entwicklung und Umsetzung der externen vergleichenden Qualitätssicherung nach § 137 SGB V in deutschen Krankenhäusern.[160]

Seit dem 01.01.2004 hat der Gemeinsame Bundesausschuss (GBA) die Beschlusskompetenz für die externe vergleichende Qualitätssicherung. Der GBA besteht nach § 91 Abs. 7 SGB V für die stationäre Versorgung aus drei unparteiischen Mitgliedern, von denen eines den Vorsitz inne hat, 9 Vertretern der Krankenkassen, die von deren Spitzenverbänden benannt werden und 9 Vertretern der Deutschen Krankenhausgesellschaft (DKG). Zusätzlich können an den Sitzungen bis zu 9 Patientenvertreter teilnehmen, die zwar Antrags- und Mitberatungsrecht, jedoch kein Stimmrecht besitzen.[161] Die Beteiligung von Interessenvertretungen der Patientinnen und Patienten ist in § 140 f SGB V geregelt.[162]

Somit sind seit 2004 der Verband der Privaten Krankenversicherung, die Bundesärztekammer sowie die Berufsorganisationen der Krankenpflegeberufe an dem Verfahren beteiligt, wirken aber ebenfalls ohne Beschlussrecht beratend mit. Vor

---

[160] Vgl. http://www.bqs-online.de [Stand: 12.09.2006 20:31].
[161] Quelle: http://www.g-ba.de/cms/front_content.php?idcat=72&lang=1&client=1 [Stand: 14.10.2006 23:25].
[162] Vgl. SGB V (2005), § 140 f.

dem 01.01.2004 wurde das Verfahren der externen vergleichenden Qualitätssicherung vom Bundeskuratorium Qualitätssicherung ausgestaltet. In der jetzigen Form steht dem GBA ein Unterausschuss BQS „Externe stationäre Qualitätssicherung" unterstützend und beratend in allen Fragen der verpflichtenden externen Qualitätssicherung in der stationären Versorgung, einschließlich der Vergütungsabschläge bei Nichteinhaltung der Verpflichtungen, zur Seite.[163]

Darüber hinaus werden derzeit 19 Fachgruppen eingesetzt, um den Inhalt des Verfahrens für die einzelnen Leistungsbereiche auszugestalten. Diesen auf Bundesebene eingesetzten Institutionen stehen auf Landesebene die Lenkungsgremien, die Landesgeschäftsstellen Qualitätssicherung (LQS) und die Arbeitsgruppen gegenüber. Wie diese Einrichtungen in Beziehung zueinander stehen verdeutlicht Abbildung 23.

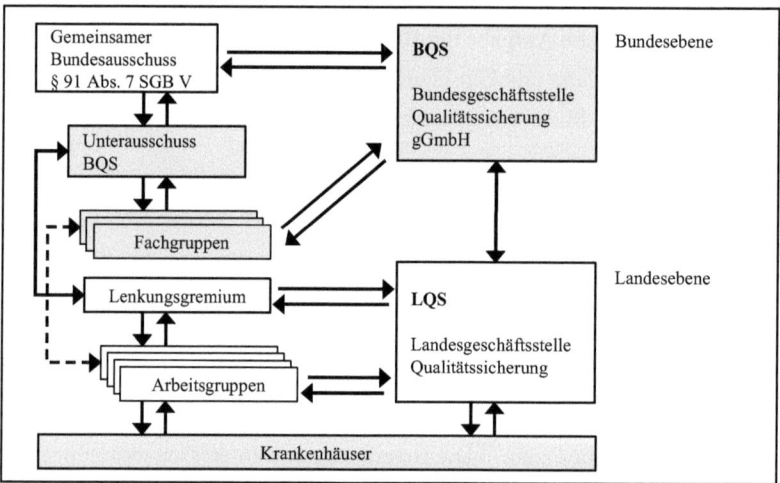

Abbildung 23: Verfahrensebenen und Strukturen der BQS[164]

3.1.1.2 Das Verfahren der BQS

Ziel der externen. vergleichenden Qualitätssicherung ist nach dem Selbstverständnis der BQS, dass die Krankenhäuser ein Benchmarking durchführen kön-

---

[163] Vgl. http://www.bqs-online.de [Stand: 12.09.2006 20:31].
[164] Quelle: Mohr, V. (2004), S. 374.

nen, durch das ihre eigene Leistung im Vergleich zu den Leistungen anderer Krankenhäuser dargestellt wird. Es soll somit ein bundesweiter Vergleich von medizinischen und pflegerischen Krankenhausleistungen ermöglicht werden.

Alle deutschen Krankenhäuser sind verpflichtet, für einzelne Leistungsbereiche bestimmte, von den jeweiligen Fachgesellschaften als qualitätsrelevant erachtete Daten, in vorgegebener Struktur zu dokumentieren und diese im so genannten indirekten Verfahren über die Landesstellen für Qualitätssicherung (LQS) bzw. direkt an die BQS zu schicken.[165]

Anschließend werden die Daten nach festgelegten Konzepten von der BQS ausgewertet. Mit diesem Vorgehen soll dem Krankenhaus die Möglichkeit geboten werden, den eigenen Leistungsstand im Vergleich zu anderen Krankenhäusern kennen zu lernen und konkrete Ansätze für die interne Qualitätsverbesserung abzuleiten. Die Krankenhäuser erhalten die Ergebnisse in Form von Berichten und Empfehlungen, können ihren eigenen Resultaten aber nur die Landes- und nicht die Bundesergebnisse gegenüber stellen.[166]

Im Verfahrensjahr 2005 waren die deutschen Krankenhäuser verpflichtet, für die in Abbildung 24 dargestellten Leistungsbereiche Daten an die BQS zu liefern. In den Leistungsbereichen Herzchirurgie und Herztransplantation kommt das direkte Verfahren zum Einsatz, das etwa 80 herzchirurgische Kliniken betrifft. Alle anderen Leistungsbereiche nutzen das indirekte Verfahren. Beteiligt sind hier die ca. 2.200 deutschen Krankenhäuser mit ihren insgesamt über 5000 Krankenhausabteilungen.[167]

---

[165] Vgl. Hildebrand, R. (2005), S. 33.
[166] Vgl. Hildebrand, R. (2005), S. 33.
[167] Quelle: http://www.bqs-online.de [Stand: 12.09.2006 20:31].

	Leistungsbereich	Verfahren	
		direkt	indirekt
1	Ambulant erworbene Pneumonie		x
2	Aortenklappenchirurgie, isoliert	x	
3	Cholezystektomie		x
4	Pflege: Dekubitusprophylaxe mit Koppelung an die Leistungsbereiche - 2, 17, 19 - 11, 12, 13, 15, 16	x	x
5	Geburtshilfe		x
6	Gynäkologische Operationen		x
7	Herzschrittmacher-Aggregatwechsel		x
8	Herzschrittmacher-Erstimplantation		x
9	Herzschrittmacher-Revision/-Explantation		x
10	Herztransplantation	x	
11	Hüft-Endoprothesen-Erstimplantation		x
12	Hüft-Totalendoprothesen-Wechsel		x
13	Hüftgelenknahe Femurfraktur		x
14	Karotis-Rekonstruktion		x
15	Knie-Endoprothesen-Erstimplantation		x
16	Knie-Totalendoprothesen-Wechsel		x
17	Kombinierte Koronar- und Aortenklappenchirurgie	x	
18	Koronarangiographie und perkutane transluminale Koronarangioplastie (PTCA)		x
19	Koronarchirurgie, isoliert	x	
20	Mammachirurgie		x

Abbildung 24: Leistungsbereiche der BQS im Verfahrensjahr 2005[168]

Im Verfahrensjahr 2006 kommen zusätzlich noch die Leistungsbereiche Leber-transplantation, Leberlebendspende, Nierentransplantation und Nierenlebend-spende hinzu, die allesamt im direkten Verfahren an die BQS zu melden sind. In den Leistungsbereichen 12 (Hüft-Totalendoprothesen-Wechsel) und 16 (Knie-Totalendoprothesen-Wechsel) werden im Vergleich zum Jahre 2005 nicht nur komplette Prothesenwechsel, sondern auch der Austausch von einzelnen Komponenten berücksichtigt.

Finanziert werden diese Qualitätssicherungsmaßnahmen über die Leistungsvergü-tung, indem auf die Fallpauschale für jede abgerechnete DRG ein bestimmter Be-trag aufgeschlagen wird. Dieser Zuschlag enthält drei Komponenten: Einen Zu-schlagsanteil Krankenhaus für die interne Dokumentation im Krankenhaus (inter-

---

[168] Quelle: http://www.bqs-online.de/download/2004-08-17Vereinbarung-QS-Anlage1-2005.pdf [Stand: 14.10.2006 22:25].

ner Zuschlag), der für die Jahre 2005 und 2006 0,58 € beträgt und einen Zu-
schlagsanteil Bund bzw. Land für Aufwendungen auf Bundes- bzw. Landesebene
(externer Zuschlag) für das Jahr 2005 und 2006 in Höhe von 0,28 €.

Blieb ein Krankenhaus 2005 unter einer Dokumentationsrate von 80 %, so war
für jeden nicht dokumentierten Datensatz ein Abschlag in Höhe von 150,00 € zu
begleichen. Diese Dokumentationsrate wurde aus dem Verhältnis von dokumentierten Fällen zu erwarteten dokumentierten Fällen ermittelt, wobei im Jahre 2005
der Leistungsbereich „Ambulant erworbene Pneumonie" nicht einbezogen worden war.[169] Für das Jahr 2004 ergaben sich folgende Dokumentationsraten (siehe
Abbildung 25) der bundesweit verpflichtenden Leistungsbereiche:

---

[169] Quelle: http://www.bqs-online.de/download/2004-08-17Vereinbarung-QS-Anlage1-2005.pdf
       [Stand: 14.10.2006 22:25].

Nr.	Leistungsbereich	Vollständige Datensätze
2	Aortenklappenchirurgie	*** 103,69 %
3	Cholezystektomie	99,61 %
4	Pflege: Dekubitusprophylaxe mit Kopplung an die Leistungsbereiche	
	2	*** 103,69 %
	11	99,36 %
	12	95,99 %
	13	99,05 %
	15	99,53 %
	16	98,72 %
	17	*** 103,69 %
	19	*** 103,69 %
5	Geburtshilfe	99,31 %
6	Gynäkologische Operationen	97,00 %
7	Herzschrittmacher-Aggregatwechsel	* 100,39 %
8	Herzschrittmacher-Erstimplantation	97,64 %
9	Herzschrittmacher-Revision/-Explantation	83,19 %
10	Herztransplantation	98,14 %
11	Hüft-Endoprothesen-Erstimplantation	99,36 %
12	Hüft-Totalendoprothesen-Wechsel	95,99 %
13	Hüftgelenknahe Femurfraktur	99,05 %
14	Karotis-Rekonstruktion	97,29 %
15	Knie-Endoprothesen-Erstimplantation	99,53 %
16	Knie-Totalendoprothesen-Wechsel	98,72 %
17	Kombinierte Koronar- und Aortenklappenchirurgie	*** 103,69 %
18	Koronarangiographie und perkutane transluminale Koronarangioplastie (PTCA)	*** 100,85 %
19	Koronarchirurgie, isoliert	*** 103,69 %
20	Mammachirurgie	96,02 %
	Gesamt	97,81 %

* Im Leistungsbereich Herzschrittmacher-Aggregatwechsel entstand eine Dokumentationsrate von 100,39 % durch die zusätzliche Dokumentation ambulant erbrachter Leistungen.
** Im Leistungsbereich Koronarangiographie und perkutane transluminale Koronarangioplastie (PTCA) entstand eine Dokumentationsrate von 100,85 % durch zusätzliche Dokumentation ambulant erbrachter Leistungen.
*** In den herzchirurgischen Leistungsbereichen haben einige Krankenhäuser eine sogenannte Vollerhebung durchgeführt und unabhängig vom Auslöseergebnis des QS-Filters weitere herzchirurgische Operationen dokumentiert, z.B. koronarchirurgische Operationen ohne Einsatz der Herz-Lungen-Maschine. Dadurch entstand eine Dokumentationsrate von 103,69 %.

Abbildung 25: Dokumentationsraten 2004 der bundesweit verpflichtenden Leistungsbereiche[170]

Ob ein Krankenhaus eine Leistung an die BQS direkt oder indirekt übermitteln muss, erfährt es mit Hilfe des **QS-Filters**, der kenntlich macht, dass eine be-

---

[170] Quelle: http://www.bqs-qualitaetsreport.de/2005/grundlagen/datenbasis/dokuraten [Stand: 14.10.2006 21:51].

stimmte Leistung für die externe Qualitätssicherung dokumentiert werden muss. Der QS-Filter ist an Diagnosen und Prozeduren bzw. deren Kombinationen gekoppelt, die mit OPS- und ICD-Codes verschlüsselt werden. Mit dem QS-Filter soll sichergestellt werden, dass sich die externe Qualitätssicherung an medizinisch-pflegerischen Fragestellungen orientiert.

Der QS-Filter soll folgende Anforderungen erfüllen: Neben der zuverlässigen Anzeige von Behandlungsfällen, die für die externe Qualitätssicherung dokumentiert werden müssen, soll er in einem Soll-Ist-Vergleich einen Abgleich zwischen zu dokumentierenden und tatsächlich dokumentierten Leistungen gewährleisten. Schlussendlich bildet der QS-Filter die Grundlage für die Rechnungsstellung und Zuschlagsabrechnung mit den Kostenträgern.[171]

3.1.1.3 Kritische Würdigung

Die Qualitätsberichterstattung durch das Verfahren der BQS hat das Ziel, das interne Qualitätsmanagement durch externe Vergleiche zu fördern. Der immer wieder geäußerte Kritikpunkt der mangelnden öffentlichen Transparenz läuft an dieser Zielsetzung vorbei. Die einzelnen Krankenhäuser erhalten von der BQS bzw. von der zuständigen LQS eine Auswertung der Daten und können sich so mit anderen Häusern vergleichen. Patienten und interessierte Leser allerdings können nicht erkennen, welche Krankenhäuser am unteren Ende der Skala der Behandlungsqualität liegen. Diese Veröffentlichung von Krankenhäusern mit relativ gesehen schlechterer Qualität ist auch nicht das Ziel der BQS. Gegen öffentliche Transparenz spricht u.a., dass das Messinstrument nicht exakt zwischen guter und schlechter Qualität unterscheiden kann. In vielen Fällen werden Referenzbereiche festgelegt, in denen ein bestimmter Indikator liegen soll. Auffälligkeiten werden genau untersucht und bedeuten aber nicht zwangsläufig auch eine schlechte Qualität. In einigen Fällen sind auffällige Ergebnisse durch ein besonderes Risikoprofil der Patienten bedingt oder die Dokumentation war nicht gründlich genug.[172]

Zudem sollen die Qualitätsdefizite in einem strukturierten Dialog offen miteinander diskutiert und Vorschläge zu Verbesserungen gemacht werden, ohne dass der

---

[171] Quelle: www.bqs-online.de [Stand: 12.09.2006 20:31].

[172] Vgl. Mohr, V. (2005), S. 35.

betroffene Arzt zu befürchten hat, dass die Öffentlichkeit davon erfährt. In einem geschützten Vertrauensraum können so von den Fachgesellschaften mit den verantwortlichen Leistungserbringern vertiefende Gespräche geführt und den Auffälligkeiten auf den Grund gegangen werden. Der jährlich erscheinende BQS-Qualitätsreport soll nicht dazu dienen, Krankenhäuser mit guter Qualität von denen mit schlechter Qualität wie in einer Art „Stiftung Warentest" zu unterscheiden, sondern er soll für die Krankenhäuser ein differenziertes Bild der medizinischen und pflegerischen Qualität vermitteln. Ein Warentest von Waschmaschinen erlaubt ein abschließendes Urteil zwischen gut oder schlecht, bei der Gesundheit wird schnell deutlich, dass dies nicht so einfach möglich ist.[173] Prinzipiell geht es darum, statistisch signifikante Auffälligkeiten in der Leistungserbringung zu identifizieren und in einem gemeinsamen Dialog zwischen Krankenhaus und zuständiger Landesgeschäftsstelle die Ursachen zu analysieren und gegebenenfalls erkannte Probleme in Zukunft zu vermeiden.

Anhand der Daten der BQS wird zudem der Zusammenhang zwischen den Fallzahlen und der Versorgungsqualität in Deutschland analysiert und entsprechende Mindestmengenregelungen[174] vereinbart. Die Entwicklung von medizinischen und pflegerischen Leitlinien für die Verhütung, Untersuchung und Behandlung von Erkrankungen wird ebenfalls durch die Ergebnisse der externen Qualitätssicherung unterstützt.

Kritik wird außerdem an dem Dokumentationsaufwand geäußert. Ein Krankenhaus hat in den zu dokumentierenden Leistungsbereichen möglichst auf der Grundlage wissenschaftlicher Evidenz zwischen zwei und 24 Qualitätsziele bzw. -indikatoren an die Bundes- bzw. Landesgeschäftsstelle zu übermitteln. Dabei ist fraglich, ob die Detailliertheit der abgefragten Informationen bzw. der enorme zeitliche Aufwand für deren Zusammenstellung in einem vernünftigen Verhältnis zu den gewonnenen Erkenntnissen für das betroffene Krankenhaus steht. Nur wenn die Ergebnisse für das interne Qualitätsmanagement, für ein medizinisches und pflegerisches Berichtswesen oder aber für Maßnahmen der Unternehmens-

---

[173] Vgl. Lüngen, M., Lauterbach, K. (2002), S. 12ff
[174] Vgl. Kapitel 3.1.2.2.

steuerung nach medizinischen und pflegerischen Kriterien verwendet werden, kann dieses Aufwands-Ertragsverhältnis positiv ausfallen.

Problematisch wird durch die immer kürzer werdende Verweildauer auch das Beobachtungsfenster in dem die medizinische und pflegerische Ergebnisqualität dargestellt wird. Für das BQS-Verfahren ist dieser Zeitraum auf die Zeit zwischen stationärer Aufnahme und Entlassung aus dem Krankenhaus beschränkt. Viele wichtige Ergebnisparameter können daher nicht berücksichtigt werden, weil sie erst nach der Entlassung eintreten. Um diesem Problem zu entgehen, ist es nicht nur erforderlich, neue gesetzliche Regelungen wie Datenschutzbestimmungen und sozialrechtliche Regeln zu schaffen, sondern es gilt, die Kooperationsbereitschaft aller Leistungserbringer für eine gemeinsame Darstellung der Versorgungsqualität zu fördern.[175]

Abschließend bleibt festzuhalten, dass die BQS mit ihrem Verfahren trotz der genannten Probleme, wie dem Dokumentationsaufwand und dem engen Zeitfenster zur Datenbeschaffung, auch in Zukunft einen wertvollen Beitrag leisten kann, die Qualitätsdarstellung in Medizin und Pflege voranzutreiben.

3.1.2 Der strukturierte Qualitätsbericht nach § 137 SGB V seit September 2005

Nach § 137 Abs. 1 Satz 3 Nr. 6 SGB V sind Krankenhäuser in Deutschland dazu verpflichtet worden, erstmals spätestens zum 31. August 2005 einen strukturierten Qualitätsbericht für das Jahr 2004 vorzulegen, der bis zum 30. September 2005 von den Landesverbänden der Krankenkassen unverändert im Internet veröffentlicht wurde. Im Abstand von zwei Jahren muss dieser Bericht jeweils zum 30. Juni mit den Daten des Vorjahrs fertig gestellt sein und soll in einer allgemeinverständlichen Form der interessierten Öffentlichkeit einen systematischen Überblick über das Versorgungsangebot und das Qualitätsmanagement des Krankenhauses geben.

---

[175] Vgl. Mohr, V. (2004), S. 376.

3.1.2.1 Zielsetzungen

Der Gemeinsame Bundesausschuss (GBA) hat in seiner Vereinbarung zum strukturierten Qualitätsbericht drei Zielsetzungen verankert.

Zum einen soll der Qualitätsbericht Informationen für Versicherte und Patienten im Vorfeld einer Krankenhausbehandlung liefern, um ihnen bei der Krankenhauswahlentscheidung behilflich zu sein. Es soll sichergestellt werden, dass regelmäßig vergleichbare und qualitätsrelevante Daten veröffentlicht werden.

Darüber hinaus soll der Bericht insbesondere für Vertragsärzte und Krankenkassen eine Orientierungshilfe bei der Einweisung und Weiterbetreuung der Patienten sein.

Das dritte Ziel des Qualitätsberichtes ist die Möglichkeit für Krankenhäuser, ihre Leistungen nach Art, Anzahl und Qualität nach außen transparent und sichtbar darzustellen. Unterlässt ein Krankenhaus die Erstellung des Qualitätsberichtes, so sind jährliche Prüfungen durch den Medizinischen Dienst der Krankenversicherung vorgesehen.[176]

Die Tatsache, dass die Kassenärztlichen Vereinigungen, die Krankenkassen und ihre Verbände auf Basis dieser Berichte vergleichend über die Qualitätsmerkmale der Krankenhäuser informieren und Empfehlungen aussprechen dürfen, ist besonders für solche Patienten interessant, die zwischen mehreren Häusern wählen können. Zum Beispiel könnte sich der betreffende Patient darüber informieren, wie oft eine bestimmte Operation an welchem Krankenhaus durchgeführt wird.[177]

3.1.2.2 Inhalt und Umfang des strukturierten Qualitätsberichtes

Der strukturierte Qualitätsbericht wird grundsätzlich in einen Basisteil und einen Systemteil untergliedert, deren weiterführende Inhalte in Unterkapiteln strukturiert dargestellt sind. Abbildung 26 verdeutlicht diesen Aufbau.

---

[176] Vgl. Gemeinsamer Bundesausschuss (2003), S. 1.
[177] Vgl. Leber, W.-D. (2004) S. 379.

Basisteil	
A	Allgemeine Struktur- und Leistungsdaten des Krankenhauses
B	Fachabteilungsbezogene Struktur- und Leistungsdaten des Krankenhauses
C	Qualitätssicherung
Systemteil	
D	Qualitätspolitik
E	Qualitätsmanagement und dessen Bewertung
F	Qualitätsmanagementprojekte im Berichtszeitraum
G	Weitergehende Informationen

Abbildung 26: Struktur des Qualitätsberichtes nach § 137 SGB V[178]

Im **Basisteil** des Berichts werden in den Kapiteln A und B Aussagen zur Strukturqualität erhoben. Die allgemeinen Struktur- und Leistungsdaten beinhalten unter anderem die Fachabteilungen und die Top-30-DRGs, die allerdings nur in dreistelliger Notation aufgeführt werden, so dass der Schweregrad nicht ersichtlich ist und somit eine Risikoverteilung des Patientengutes innerhalb einer Basis-DRG nicht nachvollzogen werden kann.[179] Zusätzlich sind Informationen über die apparative Ausstattung der Klinik (u.a. CT, MRT, PET, EEG, Schlaflabor), therapeutische Möglichkeiten (u.a. Physiotherapie, Dialyse, Logopädie) und die Personalqualifikation im ärztlichen Dienst bzw. Pflegedienst enthalten. Im fachabteilungsbezogenen Abschnitt geben Top-10-Tabellen der DRGs, Hauptdiagnosen (ICD 3-stellig) und Operationen (OPS 4-stellig) Aufschluss über die Häufigkeiten spezieller Leistungen. Falls vorhanden, sind auch die ambulanten Operationen und sonstigen ambulanten Leistungen (u.a. Hochschulambulanz und psychiatrische Institutsambulanz) aufzuführen. Doch auch bei der Angabe der Hauptdiagnosen und der Operationen tritt das Problem auf, dass interessierten Patienten oder Krankenkassen keine ausreichend tiefen Informationen über einzelne Behandlungsformen oder Leistungen eines Krankenhauses bereit gestellt werden. Die Frage, ob z.B. der Leistenbruch auch minimal-invasiv operiert wird, kann nur

---

[178]   Vgl. Gemeinsamer Bundesausschuss (2003), S. 1-9.
[179]   Vgl. Drösler, S. (2004), S. 119.

durch zusätzliche Information in der mit „in umgangssprachlichem Klartext, deutsch" beschrifteten Text-Zusatzspalte beantwortet werden.[180]

In Abschnitt C, der mit „Qualitätssicherung" überschrieben ist, müssen die Krankenhäuser Angaben über die Teilnahme an externen Qualitätssicherungsmaßnahmen[181] machen. Für die zu dokumentierenden Leistungsbereiche im Rahmen des BQS-Verfahrens[182] sind die Dokumentationsraten aufzuführen, die dem bundesweiten Durchschnitt gegenübergestellt werden. Zudem müssen in diesem Teil Daten für jene Bereiche zur Verfügung gestellt werden, für die Mindestmengen vereinbart wurden.[183] Dies sind 2006 Leber- (20 pro Krankenhaus) und Nierentransplantationen (25 pro Krankenhaus), komplexe Eingriffe am Organsystem Ösophagus (10 pro Krankenhaus) bzw. Pankreas (10 pro Krankenhaus), Stammzelltransplantationen (25 pro Krankenhaus) und Kniegelenk-Totalendoprothese 50 pro Krankenhaus als Übergangsregelung).[184] Eine Unterschreitung muss im Bericht unter Angabe des Ausnahmetatbestandes und mit Darstellung der ergänzenden Maßnahmen zur Sicherstellung der Versorgungsqualität begründet werden.

Im Gegensatz zu den relativ genauen Vorgaben für den Basisteil ist die konkrete Ausgestaltung des **Systemteils** dem Krankenhaus überlassen. In den inhaltlich nicht näher vorgegebenen Abschnitten D bis G machen Krankenhäuser ihre Grundsätze sowie strategische und operative Ziele der Qualitätspolitik deutlich, stellen das interne Qualitätsmanagement mit der Beteiligung an Selbst- oder Fremdbewertungen vor und beschreiben die Durchführung ausgewählter Projekte des Qualitätsmanagements im Berichtszeitraum. Im Abschnitt E kann das einzelne Krankenhaus. auf rein freiwilliger Basis, Ergebnisse der externen Qualitätssicherung aufzeigen. Den Abschluss des strukturierten Qualitätsberichtes bildet Teil G mit weitergehenden Informationsmöglichkeiten für die Patienten. So kön-

[180] Vgl. Drösler, S. (2004), S. 119.

[181] Vgl. §§ 112, 115b, 137 SGB V.

[182] Vgl. Kapitel 3.1.1.

[183] Vgl. § 137 Abs. 1 Satz 3 Nr. 3 SGB V..

[184] http://www.aok-gesundheitspartner.de/inc_ges/download/dl.php/bundesverband/krankenhaus/ imperia/md/content/gesundheitspartner/bund/krankenhaus/qualitaetssicherung/mime_uebersicht. pdf Stand [14.10.2006 21:43].

nen Ansprechpartner (z.B. Qualitätsbeauftragter, Pressereferent, Patientenfür-
sprecher), Verantwortliche für den vorliegenden Qualitätsbericht und weiterführende Links (z.B. Unternehmensberichte, Homepage) genannt sein.

3.1.2.3 Kritische Würdigung

Maßnahmen des Qualitätsmanagements haben immer auch das Ziel, die Leistungserbringung im Krankenhaus für die Patienten transparenter werden zu lassen. Inwieweit der strukturierte Qualitätsbericht dazu beitragen kann, wird in diesem Abschnitt diskutiert.

Der umfangreiche Basisteil gibt Einblick in die Strukturqualität des Krankenhauses, leistet aber zur Beurteilung der Versorgungsqualität einen nur mäßigen Beitrag. So lassen die in Teil C aufgeführten Dokumentationsraten keine Rückschlüsse auf die Behandlungsqualität zu. Ein empirischer Zusammenhang zwischen beiden Parametern fehlt, es wird damit lediglich die Motivation zur Quali-
tätsdokumentation wiedergegeben. Darüber hinaus ist für die Krankenhäuser die
Einhaltung der vorgeschriebenen Dokumentationsrate von mindestens 80 % (über
alle Leistungsbereiche hinweg) ohnehin von großem Interesse, da bei Nichteinhaltung ein Abschlag von 150 Euro für jeden nicht erfassten Fall droht.[185]

Die nicht notwendige Darstellung von Ergebnissen der externen Qualitätssicherung in Teil E sollte von den Krankenhäusern als einzigartige Gelegenheit ergriffen werden, um Informationen zur medizinischen Ergebnisqualität für den Leser
bereit zu stellen. Allerdings ist zu berücksichtigen, dass für eine Vergleichbarkeit
von Ergebnissen derzeit noch ausreichende Nachweise fehlen.[186] Ein Vergleich
von Mortalitätsraten ist nur dann sinnvoll, wenn entweder die jeweilige Patien-
tengruppe die gleiche Fallschwere besitzt oder eine entsprechende Risikoadjustierung durchgeführt worden ist. Nur so lassen sich dann eine geringere Mortalitätsrate eines Spezialkrankenhauses mit der höheren eines Hauses der Maximalver-
sorgung vernünftig miteinander vergleichen.

---

[185]   Vgl. Drösler, S. (2004), S. 119-120.
[186]   Vgl. Selbmann, H.-K. (2004), S. 372.

Der zweifellos oft bestehende, aber nicht immer eindeutig nachzuweisende Zusammenhang zwischen Mindestmenge und Qualität der Behandlung hilft nur ansatzweise, die Versorgung für den Patienten transparenter zu gestalten. Aussagen über die Behandlungsergebnisse fehlen. Wie hoch ist die Komplikationsrate? Wie hoch ist die Sterblichkeitsrate bei riskanten Operationen? Wie hoch ist die Infektionsrate bei operativen Eingriffen? Diese Fragen zu den Ergebnissen der Behandlung bleiben für den Patienten unbeantwortet.[187] Außerdem sollte ein Krankenhaus mehr als die zehn häufigsten Operationen einer Fachabteilung nennen. Führt ein großes Krankenhaus beispielsweise sehr viele Operationen sehr häufig durch, könnte eine Operation, die abteilungsintern nur an elfter Stelle rangiert, dennoch zahlenmäßig häufiger erbracht worden sein, als von einem kleineren Krankenhaus in der Nähe, bei dem derselbe Eingriff vielleicht an dritter Stelle rangiert. Wer aber nun beide Häuser nur anhand der Top-10-Tabelle für DRGs vergleicht, wird davon ausgehen, dass dieser Eingriff in dem größeren Haus gar nicht durchgeführt wird.

Dennoch ist festzuhalten, dass der strukturierte Qualitätsbericht ein weiterer Baustein ist, um mehr Transparenz in die Gesundheitsversorgung allgemein und speziell in das Krankenhaus zu bringen. Aufgrund der genannten Kritikpunkte wird aber das Ziel, dem Patienten eine Krankenhauswahlentscheidung anhand von vergleichenden Informationen zu erleichtern, nicht in dem gewünschten Umfang erreicht. Trotz alledem ist der Qualitätsbericht ein wichtiger Schritt und sinnvoller Versuch, die Leistungen von Krankenhäusern einer breiten Öffentlichkeit bekannt zu machen. Zweifelhaft bleibt aber, ob ein Patient bei einem Umfang des Berichtes von mehr als 130 Seiten[188] gewillt ist, diesen komplett zu lesen und zudem in der Lage ist, die für ihn wichtigen Informationen überhaupt herauszufiltern.

---

[187] Vgl. Leber, W.-D. (2004), S. 379-380.

[188] Der Qualitätsbericht des Klinikums Nürnberg umfasst 139 Seiten, vgl. http://www.klinikum-nuernberg.de/DE/ueber_uns/daten_und_fakten/Qualitaetsbericht2004/index.html [Stand: 14.10.2006 21:33].

3.2   Initiativen der Krankenhäuser

3.2.1   Qualitätssicherung mit Routinedaten (QSR)

3.2.1.1 Das Verfahren der QSR

Die Initiative der Qualitätssicherung der stationären Versorgung mit Routinedaten geht vom AOK-Bundesverband, der Helios-Kliniken GmbH, dem For-
schungs- und Entwicklungsinstitut für das Sozial- und Gesundheitswesen Sach-
sen-Anhalt (FEISA) und dem Wissenschaftlichen Institut der AOK (WIDO) aus.
Im Wesentlichen gibt es zwei Hauptargumente, warum das Projekt QSR initiiert
wurde:

Zum einen sind die Kritikpunkte an dem BQS-Verfahren, wie der große Dokumentationsaufwand und die mangelnde Validität, zu nennen.[189] Zusätzlich wird
am BQS-Verfahren kritisiert, dass in bestimmten Fällen nur unzureichend dokumentiert wird, um eventuelle Qualitätsmängel zu verheimlichen. Somit bezweckt
das Projekt QSR seinem Selbstverständnis gemäß, den Krankenhäusern, mit dem
Rückgriff auf GKV-Routinedaten, valide Benchmark-Informationen bereit zu
stellen, die diese zur Unterstützung ihres internen Qualitätsmanagements nutzen
können. Insofern ist QSR als ein Serviceangebot der Kostenträger für die Leistungserbringer anzusehen.[190]

Auf der anderen Seite stehen, wie bereits mehrfach erwähnt, die Krankenhäuser
zueinander im Wettbewerb um Patienten. Und auch die Kostenträger, die einzelne Verträge mit Leistungserbringern abschließen, haben Interesse an einer trans-
parenten Darstellung der Leistungsfähigkeit in der stationären Versorgung.

Aus diesen beiden Argumentationslinien heraus entstand im Oktober 2002 das
Projekt QSR. Grundlage waren leistungsfall- und versichertenbezogene Informationen der AOK gemäß Datenaustauschverfahren nach § 301 SGB V. Durch die
Umstellung auf DRGs müssen Krankenhäuser auf elektronischem Wege Daten
übermitteln, die Diagnose- und Prozeduren-Codes, demographische Informatio-

---

[189] Siehe Kapitel 3.1.1.
[190] Vgl. Heller, G., Swart, E., Mansky, T. (2003), S. 272.

nen der Versicherten (z.B. Alter und Geschlecht), abrechnungstechnische Details (z.B. abgerechnete DRG, Verweildauer, Verlegungen) sowie Informationen über die behandelnde Einrichtung (z.B. Bettenzahl und Ausstattungsmerkmale) enthalten. Der Kostenträger kann dann zusätzliche Daten über Besuche bei niedergelassenen Ärzten, Medikamenten-, Heil- und Hilfsmittelverordnungen und Teilnahme an Rehabilitationsmaßnahmen in anonymisierter aber personenbezogener Form mit den administrativen Daten verknüpfen.[191] Da nicht alle Leistungen des Krankenhauses abgebildet werden können, beschränkt man sich auf bestimmte Krankheitsbilder (so genannte Tracer-Diagnosen), die relativ häufig auftreten, eindeutig messbar sind und deren Störeffekte minimierbar sind. Das Projekt begann in den drei Bereichen Herzinsuffizienz, elektive Hüft-TEP und Operation bei Kolonkarzinom.[192] Mittlerweile wird das Verfahren jedoch auf wesentlich mehr Leistungsbereiche ausgeweitet, so dass im Zeitraum 1999 bis 2004 bereits 1,43 Millionen Datensätze von stationären Fällen ausgewertet werden konnten.[193] Um sicherzustellen, dass die Abrechnungsdaten eine hohe Validität aufweisen, werden sie mit den internen Krankenhausdaten aus dem KIS verglichen. Dabei wurden zu Beginn des Projektes bereits große Übereinstimmungen festgestellt, lediglich in Bezug auf Nebendiagnosen und PCCL konnten größere Diskrepanzen festgestellt werden, die aber mit der endgültigen Umstellung auf die DRGs und der damit erforderlichen kompletten Erfassung auf Kassenseite behoben worden sind.[194]

Im QSR-Verfahren für das Jahr 2005 wurden folgende, in Abbildung 27, dargestellte Tracerdiagnosen mit einbezogen.

[191] Vgl. Helios-Kliniken GmbH (2005), S. 142.
[192] Vgl. Heller, G., Swart, E., Mansky, T. (2003), S. 277-278.
[193] Vgl. Helios Kliniken GmbH (2005), S. 35.
[194] Vgl. Helios Kliniken GmbH (2003), S. 104.

Tracerdiagnose	
1	Herzinsuffizienz
2	Herzinfarkt
3	Hirninfarkt oder intrazerebrale Blutung
4	Kolonoperation bei kolorektalem Karzinom
5	Rektumoperation bei kolorektalem Karzinom
6	Offene oder n.n.bez. Appendektomie
7	Laparoskopische Appendektomie
8	Einbau einer Hüftgelenks-Totalendoprothese bei Coxarthrose (elektive Hüft-TEP)
9	Einbau einer Hüftgelenks-Endoprothese bei Hüftfraktur
10	Einbau einer Kniegelenks-Totalendoprothese (Knie-TEP)
11	Diagnostische Koronarangiographie ohne Infarkt
12	Therapeutischer Linksherzkatheter ohne Infarkt, ohne Stent
13	Therapeutischer Linksherzkatheter ohne Infarkt, mit Stent
14	Diagnostische Koronarangiographie mit Infarkt
15	Therapeutischer Linksherzkatheter mit Infarkt, ohne Stent
16	Therapeutischer Linksherzkatheter mit Infarkt, mit Stent
17	Aortokoronare Bypassoperation in verschiedenen Untergruppen

Abbildung 27: Im QSR-Verfahren ausgewertete Tracer[195]

Bislang werden in diesen ausgewählten Diagnosen die 30-und 90-Tages sowie die Einjahres-Mortalität, die Revisionsraten (z.B. Re-Operationen), Wiedereinweisungsraten (diagnose- bzw. prozedurspezifisch) und Verlegungsraten (extern) als Indikatoren erfasst. Um die Frage nach dem Nutzen des Instrumentes zu beantworten, ist es denkbar, sowohl für Patienten bzw. Versicherte und einweisende Ärzte als auch den Krankenhäusern selbst eigene Berichte aus den Abrechnungsdaten vorzulegen.[196]

---

[195] Vgl.: http://www.helios-kliniken.de/stellent/groups/publikation/@zentrale/documents/hel webpdf/hel_043872.pdf [23.10.2006 16:20]

[196] Vgl. Lütticke, J., Schellschmidt, H. (2005), S. 206-210.

3.2.1.2 Klinik- und Transparenzbericht als QSR-Qualitätsberichte

Krankenhäusern als Leistungserbringer kann ein Klinikbericht mit Informationen zu Langzeitergebnissen und Vergleichswerten helfen, die eigene Leistungsfähigkeit besser bewerten zu können. Zur Unterstützung des einrichtungsinternen Qualitätsmanagements ist der Klinikbericht an das (Qualitäts-)Management, die klinisch tätigen Ärzte und Pflegekräfte sowie die Klinikträger gerichtet. Dargestellt werden Werte der jeweiligen Einrichtung, die einem anonymen Vergleichspool gegenübergestellt werden, wobei auf eine medizinische Bewertungshilfe für Laien verzichtet werden kann. Der Klinikbericht muss in erster Linie folgende Bedingungen erfüllen:

- Die Daten müssen risikoadjustiert und
- für die Klinik bzw. die entsprechenden Vergleichsgruppen (Bund, Land, etc.) vollständig sein.
- Es müssen Vertrauensbereiche für die Abweichungen von beobachteten zu erwarteten Werten enthalten sein und
- die Daten sollen in Zeitreihen vorliegen.

Der Bericht erlaubt durch die Messung und Interpretation der eigenen Daten anhand von Bezugsgrößen einen internen Vergleich der eigenen Werte vergangener Jahre oder einen externen Vergleich mit dem bundesdeutschen Durchschnitt. Mit Hilfe des externen Vergleichs können Stärken und Schwächen und mit Hilfe des internen Vergleichs Trends sichtbar gemacht werden. Der Aufbau des Berichtes gliedert sich in vier Abschnitte. Nach einer Einführung, die das Berichtskonzept, eine Übersicht über die beschriebenen Tracer und die angewandte Methode enthält, werden die hausindividuellen Fallmixes beschrieben. Im dritten Teil sind für jeden Leistungsbereich entsprechende Leistungsindikatoren verfügbar, bevor der vierte Abschnitt für Detailauswertungen von einzelnen Subgruppen vorgesehen ist. In den Detailauswertungen werden Informationen über Behandlungsergebnisse spezifischer Patientengruppen oder über bestimmte Behandlungsalternativen abgebildet. Abbildung 28 zeigt eine Beispielansicht für den Abschnitt drei „Auswahl an Leitindikatoren" und die Diagnose Elektive Totalendoprothese bei Koxarthrose.

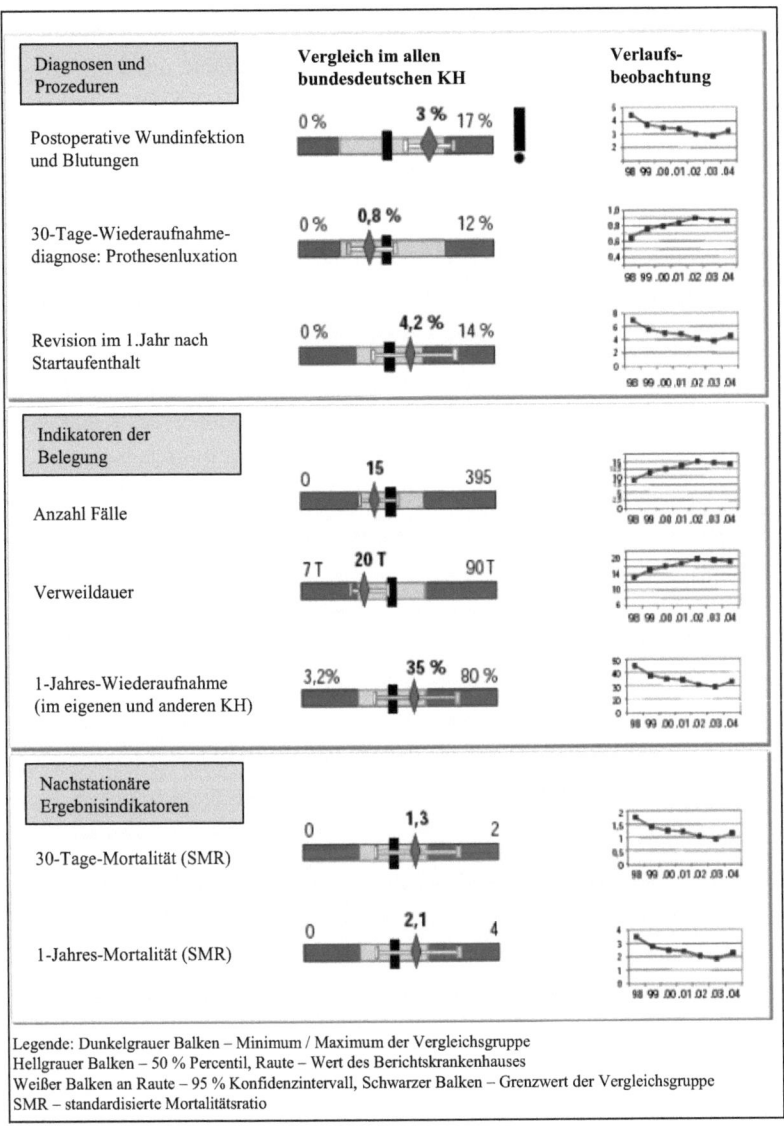

Abbildung 28: **Übersichtsdarstellung eines Tracers im Klinikbericht am Beispiel der elektiven Totalendoprothese bei Koxarthrose**[197]

---

[197] Quelle: Lütticke, J., Schellschmidt, H. (2005), S. 208.

In der Abbildung werden die Anzahl der Fälle, die prozentualen Anteile sowie Vorjahres- und Bundeswerte als Vergleichsgrundlage aufgeführt, um die Werte interpretieren zu können. Zusätzlich sind bei der Verteilung der Bundeswerte deren Vertrauensbereich und der Interquartilsabstand dargestellt, da ein reiner Mittelwertvergleich mit externen Daten wenig Aussagekraft besitzt. Die nachstationären Ergebnisindikatoren werden durch Mortalitätsverhältnisse (in Abbildung 28 als standardisierte Mortalitätsratio SMR bezeichnet) dokumentiert, die das Verhältnis von beobachteten und erwarteten Werten zum Ausdruck bringen. Ergibt sich dabei ein Quotient von über 1, so versterben mehr Patienten als erwartet, liegt das Ergebnis unter 1, so versterben weniger Patienten als erwartet. Auffällige Ergebnisse liegen dann vor, wenn der untere Vertrauensbereich des Klinikwertes außerhalb einer definierten Obergrenze des bundesweiten Referenzbereiches liegt. In der Darstellung werden sie, ähnlich eines Laborberichtes, mit einem Ausrufezeichen gekennzeichnet (in Abbildung 28: Postoperative Wundinfektionen und Blutungen).

Den Patienten, Versicherten und einweisenden Ärzten wird ein Transparenzbericht als Entscheidungshilfe zur Wahl des Krankenhauses zur Verfügung gestellt. Dabei steht ein Krankenhaus bei der Veröffentlichung des Berichtes vor dem Konflikt, dem medizinischen und statistischen Laien verständliche Informationen zu liefern, ohne beim Einrichtungsvergleich allzu sehr in die Tiefe zu gehen. Neben den unterschiedlichen Nutzern der Transparenzberichte sind auch Unterschiede in ihren Interessen zu beachten. Deshalb sind regionale, landesweite oder bundesbezogene Gegebenheiten zu berücksichtigen, je nachdem, ob ein Anwender ein Krankenhaus in lokalem Umfeld sucht oder ob ihm der Standort egal ist. Infolgedessen wird das Internet als Kommunikationsmedium mehr an Bedeutung gewinnen, um je nach Interessenslage individuell zugeschnittene Berichte darzustellen. In diesem Zusammenhang könnten die Vorbilder aus den USA[198] wertvolle Hilfestellung leisten.

---

[198] Vgl. Kapitel 2.1.1.4 und 2.1.2.2.

3.2.1.3 Kritische Würdigung

Der Rückgriff auf administrative Daten, wie sie vom Krankenhaus an die Kostenträger übermittelt werden, birgt sicherlich einige Vorteile.

Zunächst einmal sind der geringe Erhebungsaufwand und die damit verbundenen niedrigen Kosten hervorzuheben. Im Kontext knapper Ressourcen und Sparzwänge ist dies ein enormer Vorteil von QSR im Vergleich z.B. zu klinischen Studien. Erkrankungen, Komorbiditäten und vorliegende Komplikationen werden ohnehin an die Krankenkassen übermittelt und geprüft.

Darüber hinaus ist davon auszugehen, dass das QSR-Projekt einen hohen Grad an Vollständigkeit liefert, weil alle Krankenhäuser ihre gesamten Fälle mit der Krankenkasse abrechnen. Den Vorwurf, dass problematische Fälle mit einer geringeren Wahrscheinlichkeit dokumentiert werden, müssen sich derzeit alle Qualitätssicherungsverfahren gefallen lassen. Bei der Übermittlung von Abrechnungsdaten wird aber das Risiko einer Verzerrung durch unvollständige Dokumentation minimiert.

Einer der Hauptkritikpunkte bei der Beurteilung der Ergebnisqualität des Krankenhausaufenthaltes ist das zu geringe Zeitfenster der klinischen Daten, das sich nur von der Aufnahme bis zur Entlassung des Patienten erstreckt. Bei QSR hat die Krankenkasse über den eigentlichen Krankenhausaufenthalt hinaus die Möglichkeit, klinikübergreifende Ereignisse wie Wiederaufnahmen in andere Kliniken oder Überlebensraten in definierten Zeitintervallen wie bei den 1- oder 5-Jahres-Überlebenswahrscheinlichkeiten zu analysieren.

Weiterhin versucht das Projekt QSR, die Ermittlung von Daten zur Ergebnisqualität voran zu treiben. Durch die Möglichkeit von Längsschnittanalysen können Indikatoren der Ergebnisqualität medizinischer Behandlung wesentlich besser erhoben werden als mit extra zu dokumentierenden Daten, die sich nur auf den Krankenhausaufenthalt beschränken.

Man geht von einer hohen Validität der Abrechnungsdaten aus, weil eine Manipulation der Daten für die Qualitätssicherung unwahrscheinlich erscheint. Dafür spricht zum einen, dass komplikationsreiche Fälle mit schweren Verläufen zu höheren Entgelten führen, gleichzeitig aber aufgetretene Komplikationen eine mögliche Abwertung in der Qualitätsbewertung zur Folge haben können. Zum anderen werden die Abrechnungsdaten auf Kostenträgerseite regelmäßig durch den Medizinischen Dienst der Krankenkassen überprüft. Insofern kann man eine hohe Datenqualität erwarten.

Nachteilig ist beim QSR-Verfahren, dass durch gezieltes „strategisches" Kodieren versucht wird, die Erlöse durch geschicktes Ausnutzen von Klassifikationsoptionen zu optimieren und somit eine Verzerrung der Abrechnungsdaten auftreten kann.

Bei der Risikoadjustierung der Daten können nur solche Faktoren berücksichtigt werden, die im Datensatz enthalten sind. Angesichts der großen Bedeutung der statistischen Angleichung sind die Daten deshalb um alle notwendigen Angaben zu ergänzen, um eine angemessene Vergleichbarkeit sicher zu stellen.

Da die Routinedaten mit den ICD- bzw. OPS-Codes verknüpft sind, können Angaben etwa zum Tumorstadium, Untersuchungsbefunden oder der psychischen Befindlichkeit erst miteinbezogen werden, wenn diese in den ICD- bzw. OPS-Katalog integriert sind.

Grundsätzlich ist festzuhalten, dass mit Hilfe von QSR, bezogen auf bestimmte Diagnosen und Behandlungen, bessere und schlechtere Krankenhäuser erkennbar werden. Das Ergebnis als solches wird zwar immer noch nicht genau klar, dennoch werden hilfreiche Ansatzpunkte deutlich, wo zur Steigerung der Behandlungsqualität angesetzt werden sollte. Der wesentliche Vorteil des Verfahrens liegt in der Möglichkeit, Langzeitergebnisse darzustellen. Krankenhäuser erhalten bei der Verkürzung der Verweildauer bislang noch keine systematische Rückmeldung über Langzeitwirkungen der eigenen Behandlungen, und auch für die Öffentlichkeit reicht der Krankenhausaufenthalt nicht aus, die Ergebnisqualität entsprechend umfassend darzustellen.

3.2.2 Qualitätsmodell Krankenhaus (QMK)

3.2.2.1 Ziel und Methodik des QMK

Das Qualitätsmodell Krankenhaus (QMK) entstand aus einer Kooperation des AOK-Bundesverbandes mit der Asklepios- und Helios-Kliniken GmbH, und zwar mit dem Ziel, Instrumente und Verfahren für die Innere Medizin zu entwickeln, das die Qualität der Behandlung anhand von Ergebnissen messen soll. Neben rein medizinischen Ergebnissen (Beurteilung durch den Krankenhausarzt) sollten in diesem Projekt auch die Selbstbeurteilung durch den Patienten, das pflegerische Ergebnis und die Beurteilung durch den Hausarzt bei der Rückkehr in den ambulanten Bereich dokumentiert werden.[199]

Damit liegt der Nutzen primär beim Patienten, für den das Ergebnis die entscheidende Größe im Behandlungsverlauf darstellt. Aber auch die Kliniken, die ihre eigene Leistung dokumentieren, einschätzen und Verbesserungspotentiale aufzeigen können, und die Kostenträger, die eine optimale Versorgung für ihre Patienten gewährleisten sollen, profitieren von diesem Ansatz. Um den Aufwand insgesamt nicht zu groß werden zu lassen, beschränkt sich das QMK auf ausgewählte Tracer-Diagnosen mit festgelegten Indikatoren, die aufgrund des häufigen Auftretens für Kliniken und Kostenträger besonders relevant sind.[200] Dazu wurde bei der Aufnahme eines Patienten die dominierende Symptomatik einem Organ zugeordnet, um anschließend mit Hilfe des entsprechenden Organ-Moduls alle relevanten Informationen erfassen zu können. Eine Übersicht über die ausgewählten Tracer-Diagnosen mit den entsprechenden Organ-Modulen gibt Abbildung 29.

---

[199] Vgl. Hildebrand, R. (2005), S. 38.
[200] Vgl. http://www.qmk-online.de/beschreibung/beschreibung.html [Stand: 15.10.2006 21:15].

Organ bzw. Erkrankung	Ausgewählte Diagnosen (Tracerdiagnose)
Herz	Koronare Herzkrankheit, Myokardinfarkt, Herzinsuffizienz, Herzrhythmusstörungen, Hypertonie
Lunge	Asthma bronchiale, chronisch obstruktive Lungenerkrankungen, Pneumonie
Diabetes	Entgleister Diabetes Mellitus Typ I und II
Gehirn	Schlaganfall, transistorisch-ischämische Attacken
Magen	Ulcus duodeni, Ulcus ventriculi

Abbildung 29: QMK-Organ-Module[201]

Bei der Messung der Ergebnisse muss allerdings eine Reihe von Faktoren berücksichtigt werden. So unterscheiden sich Patienten hinsichtlich Alter, Geschlecht, Hauptdiagnose, Schweregrad, Begleiterkrankung(en), Funktionsfähigkeit und einer Vielzahl weiterer Gesichtspunkte, die das Behandlungsergebnis beeinflussen können. Aus diesem Grund spielt die Risikoadjustierung, wie in Abbildung 30 dargestellt, im QMK-Projekt eine außerordentlich wichtige Rolle.

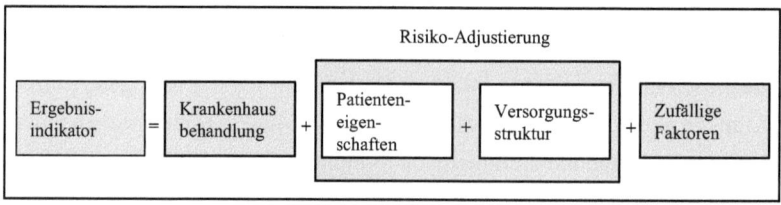

Abbildung 30: Ergebnisvergleiche in einem verallgemeinerten Versorgungsmodell[202]

Mit Hilfe der Risikoadjustierung ist es möglich, Patienten mit ähnlichem Risikoprofil bzw. Krankenhäuser mit ähnlichen Patienteneigenschaften vergleichen zu können. Jedes teilnehmende Krankenhaus bekommt eine gesonderte Auswertung der Ergebnisse. Dabei wird die jeweils betrachtete Klinik mit den anderen Häusern verglichen. Die Darstellung erfolgt mittels risikoadjustierter Daten in Form einer Abweichung vom Mittelwert mit den dazugehörigen Konfidenzintervallen der Vergleichshäuser. Nach dem Selbstverständnis des QMK soll nicht die Quali-

[201] Angelehnt an: Schneeweiss, S., Eichenlaub, A., Schellschmidt, H., Wildner, M. (2003), S. 33.
[202] Quelle: Schneeweiss, S., Eichenlaub, A., Schellschmidt, H., Wildner, M. (2003), S. 15.

tät eines kompletten Krankenhauses bewertet, sondern vielmehr eine stichpro-
benhafte Übersicht der Ergebnisse der klinischen Versorgung gegeben werden.[203]
Abbildung 31 zeigt beispielhaft die graphische Aufbereitung eines solchen Ergebnisses am Beispiel der Herzinsuffizienzsymptomatik.

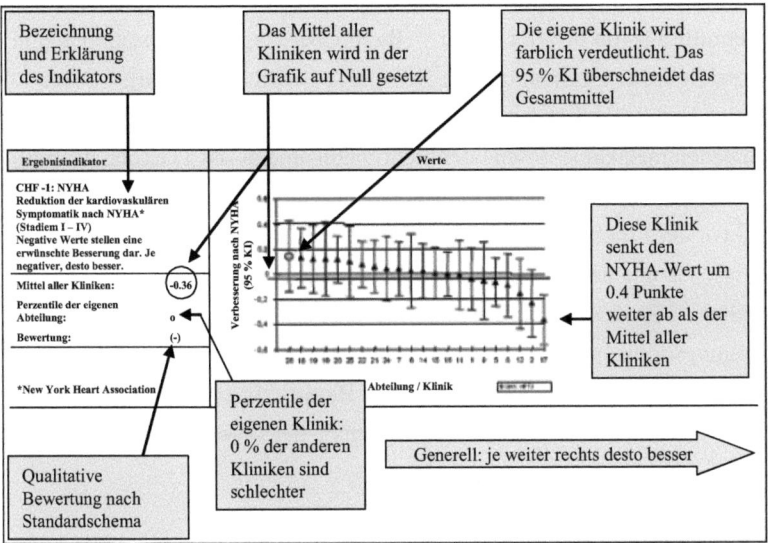

**Abbildung 31: QMK-Ergebnisdarstellung am Beispiel Herzinsuffizienz-
symptomatik[204]**

Wie bereits eingangs erwähnt, soll sich die Auswertung nicht nur auf das medizinische Ergebnis beschränken. Neben dem Organ-Modul existiert deshalb beim
QMK eine Reihe anderer Instrumente, um den verschiedenen Anspruchsgruppen
gerecht zu werden. In einem Allgemein-Modul werden für jeden Patienten, der
eine Tracerdiagnose aufweist, von den Pflegekräften Daten erhoben, die für die
Risikoadjustierung relevant sind. Es werden Faktoren erfasst, die auf der Ebene
des Patienten den Behandlungserfolg beeinflussen und somit das individuelle Risikoprofil eines Patienten abbilden.[205] Um die Sicht der Patienten darzustellen,

[203] Vgl. Schneeweiss, S., Eichenlaub, A., Schellschmidt, H., Wildner, M. (2003), S.32.
[204] Quelle: Schneeweiss, S., Eichenlaub, A., Schellschmidt, H., Wildner, M. (2003), S. 17.
[205] Vgl. Schneeweiss, S., Eichenlaub, A., Schellschmidt, H., Wildner, M. (2003), S. 34 und Anhang S.
19-21.

100

werden jeweils ein Patientenfragebogen innerhalb der ersten drei Tage nach Aufnahme und ein zweiter bei der Entlassung ausgehändigt, den der Patient innerhalb
vier Wochen an das Klinikum zurückschicken soll. Diese Fragebögen beinhalten
vor allem Fragen zur fachlichen und psychosozialen Versorgung des Patienten,
wie z.b. die Erreichbarkeit von Ärzten und Schwestern oder die Kommunikation
und die Vermittlung von Informationen.[206] Beim Übergang von der stationären in
die sich anschließende meist ambulante Behandlung wird ein einseitiger Frage-
bogen für den nachbehandelnden Arzt vergeben, in dem dieser die Umsetzung
der empfohlenen medikamentösen oder nicht-medikamentösen Therapie beurteilen soll.[207] Ein ebenfalls einseitiger Beurteilungsfragebogen für niedergelassene
Ärzte wird vor der Erhebung an alle bekannten Einweiser verschickt, um von diesen eine Einschätzung der Leistungen und des Serviceangebotes des Krankenhauses zu erhalten.[208] Zusätzlich werden noch von jedem Krankenhaus Strukturdaten
wie Versorgungsschwerpunkte, Personal- und Geräteausstattung sowie Daten zur
Versorgungsstufe erhoben, die aber nicht in die Bewertung einfließen. Abbildung
32 gibt einen Überblick über Inhalte und Zeitpunkte der Datenerhebung im
QMK.

---

[206] Vgl. Schneeweiss, S., Eichenlaub, A., Schellschmidt, H., Wildner, M. (2003), S. 34 und Anhang S. 23-44.
[207] Vgl. Schneeweiss, S., Eichenlaub, A., Schellschmidt, H., Wildner, M. (2003), S. 34 und Anhang S. 45-47.
[208] Vgl. Schneeweiss, S., Eichenlaub, A., Schellschmidt, H., Wildner, M. (2003), S. 35 und Anhang S. 49-51.

	Aufnahme	Entlassung	Nach Entlassung

Arzt	• Organ-Modul
	• Medizinische Indikatoren
	  (Tracerdiagnosen)
	• Globalbeurteilung
		• Organ-Modul
		• Medizinische Indikatoren
		  (Tracerdiagnosen)
		• Globalbeurteilung	

Pflegekraft	• Allgemein-Modul • Globalbeurteilung • Risiko-Adjustierung		

Patient	• Patientenfragebogen I
	• Allgemeiner
	  Gesundheitsstatus
	• Globalbeurteilung
			• Patientenfragebogen II
			• Allgemeiner
			  Gesundheitsstatus
			• Globalbeurteilung
			• Zufriedenheit

**Nachbe-
handelnder
Arzt**
			• Globalbeurteilung
			• Umsetzbarkeit der
			  diagnostischen und
			  therapeutischen
			  Empfehlungen
			• Zufriedenheit

Verwaltung	Struktur- und Regionaldaten		
Einweiser	Beurteilungsfragebogen für niedergelassene Ärzte		

Abbildung 32: Inhalte und Zeitpunkte der Datenerhebung im QMK[209]

Insgesamt nehmen an dem QMK-Projekt 23 Kliniken teil, wobei jede einen eigenen Bericht über die Ergebnisse der Abteilung der Inneren Medizin erhält. Besonderer Wert wird bei der Leistungsmessung auf die Reliabilität und Validität gelegt.

Reliabilität bedeutet, dass bei einer Wiederholung der Messung durch die gleichen oder durch verschiedene Untersucher dasselbe Ergebnis zustande kommt. Die Validität ist ein Maß dafür, inwieweit die gemessene Größe auch tatsächlich eine gesuchte, nicht beobachtbare Variable erfasst.[210]

3.2.2.2 Kritische Würdigung

Die genannten Anstrengungen führen dazu, dass die Berichte sehr umfangreich ausfallen und die Ergebnisse zunächst für das interne Qualitätsmanagement heranzuziehen sind. Eine Zertifizierung, die auf QMK aufbaut, soll erst dann ver-

---

[209] Quelle: Schneeweiss, S., Eichenlaub, A., Schellschmidt, H., Wildner, M. (2003), S. 36.
[210] Vgl. Schöffski, O. (2000), S. 266.

wirklicht werden, wenn noch mehr deutsche und internationale Erfahrungen mit der Messung der Ergebnisqualität im Krankenhaus gesammelt worden sind. [211] Allerdings könnte dieser Ansatz auch für eine externe Berichterstattung eingesetzt werden, indem je nach Diagnose ein Spektrum so genannte Core-Measures für einen aussagekräftigen Vergleich von Krankenhäusern herangezogen wird.[212]

Bereits bei der geringe Auswahl einiger weniger Tracer-Diagnosen zeigt sich ein sehr hoher Aufwand für die Mitarbeiter, was zur Folge hat, dass das Projekt eine entsprechend hohe Motivation erfordert und beachtliche zeitliche Ressourcen in Anspruch nimmt. Durch die Tracer-Methode wird zudem die Aussagekraft dieses Qualitätssicherungsprogrammes eingeschränkt. Mit Hilfe von nur wenigen und meist immer denselben Krankheitsbildern und Diagnosen wird zwar der Anschein vermittelt, dass die Qualität einer ganzen medizinischen Abteilung bewertet worden ist. In Wirklichkeit aber wird durch die Beschränkung auf wenige und immer gleiche Tracer-Diagnosen nur ein sehr einseitiges Bild vermittelt.

Positiv hervorzuheben ist, dass die Auswahl unterschiedlicher Indikatoren ein differenzierteres Bild vermittelt als die globale Messgröße Mortalität. Der Schwerpunkt wurde bei der Auswahl der Indikatoren auf positive Outcomes gelegt, da festgestellt wurde, dass negative Outcomes wie die Mortalität bei Patienten eine geringere Aussagefähigkeit besitzen.[213]

Durch den modularen Ansatz der QMK-Module und den Diagnosebezug lassen sich relativ leicht Veränderungen herbeiführen. So können ohne große Integrationsprobleme weitere Diagnosen in das QMK-Projekt aufgenommen bzw. zusätzliche Organmodule im Hinblick auf die Ergebnisqualität untersucht werden.

Die Befragung der einweisenden und nachbehandelnden Ärzte ist zwar für einen externen Vergleich der Ergebnisqualität von nachrangiger Bedeutung, kann aber für die Krankenhäuser trotzdem wertvolle Informationen liefern. So können Befragungen der Einweiser Aufschluss über Verbesserungswünsche geben und bei entsprechender Umsetzung dem Aufbau und die Erhaltung eines konstruktiven

---

[211] Vgl. Schneeweiss, S., Eichenlaub, A., Schellschmidt, H., Wildner, M. (2003), S. 19.

[212] Vgl. Hildebrand, R. (2005), S. 38.

[213] Vgl. Schneeweiss, S., Eichenlaub, A., Schellschmidt, H., Wildner, M. (2003), S. 117.

Dialoges fördern. Schwachstellen beim Übergang vom stationären in den ambulanten Bereich können mit Hilfe der Befragung der nachbehandelnden Ärzte identifiziert und verbessert werden.

Als abschließendes Urteil des QMK-Projektes muss festgehalten werden, dass die Blickrichtung auf die Ergebnisse der Behandlung ein vielversprechender Ansatz ist. Es wurde gezeigt, dass es mit Hilfe statistischer Risikoadjustierungs-Methoden möglich ist, Behandlungsergebnisse in der Inneren Medizin vergleichbar zu machen. Verständlicherweise kann die Ergebnisqualität eines Krankenhauses nicht an einem einzigen Indikator festgestellt werden, jedoch gibt das QMK Impulse und Anregungen, bestimmte Bereiche miteinander zu vergleichen. Im Wettbewerb um Patienten leistet QMK einen wichtigen Beitrag zur verbesserten Dokumentation und Transparenz der Leistungsfähigkeit einer Klinik und stellt somit eine Hilfe für sämtliche Einweiser dar. Das QMK-Projekt selber wurde nach der Veröffentlichung der Ergebnisse abgeschlossen, womit die künftige Aussagefähigkeit für die Praxis zunächst noch offen bleibt.

3.2.3 Freiwillige Qualitätsberichterstattung als Marketinginstrument am Beispiel der Helios Kliniken GmbH

3.2.3.1 Der Medizinische Jahresbericht der Helios Kliniken GmbH

Die Helios Kliniken GmbH ist ein privater Träger von Akutkliniken, dem momentan 51 Kliniken mit insgesamt 24.800 Mitarbeitern angehören. Insgesamt werden in dem Klinikverbund jährlich 420.000 Patienten stationär in 15.200 Betten behandelt. Zentrales Anliegen der Helios Kliniken GmbH ist die Veröffentlichung von Ergebnisdaten, um die Ergebnisqualität für Patienten sichtbar und damit vergleichbar zu machen.

Jährlich wird aus diesem Grund neben dem Geschäftsbericht ein Medizinischer Jahresbericht veröffentlicht, der Daten über das medizinische Leistungsspektrum enthält. Der 227 Seiten umfassende Medizinische Jahresbericht 2004 mit dem Untertitel „Qualitätsführerschaft durch Qualitätsmanagement" ist ein Beleg dafür, welch intensive Anstrengungen die Helios Kliniken auf diesem Gebiet unternehmen. Zwar sind seit 31. August 2005 sämtliche deutsche Krankenhäuser dazu verpflichtet, Qualitätsberichte zu veröffentlichen[214], die von Helios bereitgestellten Informationen gehen aber über das gesetzlich geforderte Maß hinaus. Insbesondere werden in dem Medizinischen Jahresbericht auch diagnosebezogene Sterblichkeitsraten der einzelnen Kliniken publiziert, mit der erklärten Absicht, den Qualitätswettbewerb zwischen den Helios Kliniken voranzubringen. Die risikoadjustierte Sterblichkeitsrate für den gesamten Konzern liegt um 18 % niedriger als in deutschen Vergleichskrankenhäusern.[215] Allerdings sind diese Sterblichkeitsraten nicht unumstritten, da sie immer auf die spezifischen Gegebenheiten wie Patientenstruktur und infrastrukturelle Voraussetzungen eines Krankenhauses bezogen werden müssen und bei manchen Krankheitsbildern die Sterblichkeit kein geeigneter Qualitätsparameter ist. Dennoch richten die Helios Kliniken ihr Hauptaugenmerk auf die Sterblichkeit als einen der wesentlichen Outcome-Parameter, da sie „das Wichtigste für den Patienten (…) und (…) vor allem sicher messbar"[216] ist. Bestimmte Krankheiten oder Verfahren, bei denen Verbesserungen für besonders wichtig gehalten werden, stehen im Fokus des internen Leistungsvergleichs. Derzeit werden 440 Kennzahlen gemessen, die zur Beurteilung der Ergebnisqualität oder zum Teil auch der Mengenentwicklung (Fallzahlen) in medizinisch kritischen Bereichen dienen. In Form von Excel-Tabellen werden diese Kennzahlen monatlich an alle Chefärzte, Verwaltungsleiter und Geschäftsführer des Konzerns übermittelt. Durch diese Offenlegung versucht die Konzernleitung, einen internen Wettbewerb zu entfachen, der als Ziel die Verbesserung der Qualität in allen Helios Krankenhäusern haben soll. Aus den erhobenen Kennzahlen kann abgelesen werden, inwieweit die medizinischen Unternehmensziele erreicht worden sind. Entscheidend für die Helios Kliniken ist, dass die erarbeiteten Konzernziele eine über die eigentliche Kennzahl hinausgehende Beurteilung eines Bereichs erlauben. Beispielsweise wird in der Mehrzahl der Fälle ein hoher Anteil an laparoskopisch durchgeführten Galloperationen (Cholezystektomien) auch einen Hinweis auf die Verbreitung endoskopischer Verfahren in einer chirurgischen Abteilung gegeben. Aus Abbildung 33 wird ersichtlich,

---

[214] Siehe Kapitel 3.1.2.
[215] Vgl. Helios Kliniken GmbH (2005), S. 13.
[216] Quelle: Helios Kliniken GmbH (2005), S. 35.

dass derzeit 10 Krankheitsbilder mit 22 Kennzahlen als medizinische Konzernziele definiert sind.

			Ziel	Ergebnis 2004	Fallzahl 2004
1	Cholezystektomie	Anteil laparoskopischer Gallenblasenentfernungen	> 90 %	93,4 %	2.949
		Anteil Umstieg von laparoskopischer auf offene Gallenblasenentfernung	< 3 %	2,6 %	2.949
		Verweildauer bei unkomplizierten Gallenblasenentfernungen (Tage)	< 3	*4,3*	1.868
		Anteil Todesfälle bei Gallenblasenentfernungen	< 0,4 %	0,17 %	3.021
2	**Herniotomie**	Verweildauer bei Leisten-, Schenkel-, Bauchwand- und Nabelhernie (Tage)	< 3	3,9	4.350
		Anteil Todesfälle	< 0,13 %	*0,14 %*	4.350
3	**Kolorektale Operationen**	Anteil Todesfälle	< 6 %	*3,9 %*	2.394
4	**Aortenaneurysma**	Anteil Todesfälle bei nicht ruptiertem Aortenaneurysma	< 5 %	*5,2 %*	464
5	**Herzinfarkt**	Anteil Todesfälle	< 11,1 %	10,7 %	3.593
6	**Herzinsuffizienz**	Anteil Todesfälle in DRG F62A	< 38,0 %	27,9 %	190
		Anteil Todesfälle in DRG F62B	< 13,9 %	9,5 %	1.562
		Anteil Todesfälle in DRG F62C	< 9,9 %	5,9 %	1.280
		Anteil Todesfälle in DRG F62D	< 8,8 %	4,0 %	848
7	**Pneumonien**	Anteil Todesfälle Alter <15 Jahre	< 0,14 %	0,1 %	934
		Anteil Todesfälle Alter 15-44 Jahre	< 1,65 %	1,0 %	288
		Anteil Todesfälle Alter 45- 64 Jahre	< 6,81 %	6,1 %	578
		Anteil Todesfälle Alter 65-84 Jahre	< 14,1 %	13,1 %	1.523
8	**Schlaganfall**	Anteil Todesfälle bei HD intrazerebrale Blutung	< 23,1 %	*27,2 %*	519
		Anteil Todesfälle bei HD Hirninfarkt	< 7,97 %	*8,7 %*	3.096
		Anteil Todesfälle bei HD Schlaganfall n.n.bez.		11,6 %	372
9	**Beatmung**	Anteil Todesfälle bei Beatmung > 24h	< 35 %	32,9 %	3.211
10	**Sepsis**	Anteil Todesfälle bei Sepsis in DRG T60	< 25,7 %	22,3 %	954

Abbildung 33: Medizinische Konzernziele der Helios Kliniken[217]

---

[217] Quelle: Helios Kliniken GmbH (2005), S. 44-45.

Angestrebt wird, den Anteil der Todesfälle in diesen Bereichen zu reduzieren, schonendere Behandlungsverfahren zu etablieren und die Klinikaufenthalte zu verkürzen. Die *kursiv* dargestellten Felder in Abbildung 33 machen deutlich, in welchen Bereichen die Konzernziele noch nicht erreicht werden. Bei den Cholezystektomien (4,3 statt gewünschte 3 Tage) und den Herniotomien (3,9 statt gewünschte 3 Tage) entspricht die Verweildauer im Jahre 2004 noch nicht dem Unternehmensziel. Darüber hinaus wird die angestrebte maximale Sterblichkeitsrate bei den Schlaganfällen mit der Hauptdiagnose intrazerebrale Blutung und Hirninfarkt überschritten (27,2 % statt 23,1 % bzw. 8,7 % statt 7,97 %). Der Anteil der Todesfälle bei Herniotomien und nicht rupturierten Aortenaneurysmen (Erweiterung der Bauchschlagader) ist zwar leicht erhöht, liegt aber sehr nahe am Durchschnitt bzw. am Vergleichswert. Alle übrigen medizinischen Unternehmensziele werden nach dem Jahresbericht entweder erreicht oder teilweise sogar deutlich unterschritten (Anteil Todesfälle bei Gallenblasenentfernungen, Anteil Todesfälle bei kolorektalen Operationen oder Anteil Todesfälle bei Herzinsuffizienz in DRG F62A).

Die Qualitätskennzahlen werden bei der Helios Kliniken GmbH gemeinsam vom Medizinischen Beirat und den Fachgruppen analysiert, kritisch hinterfragt und miteinander verglichen. Diese Gremien verknüpfen gleiche Fachabteilungen verschiedener Kliniken und sollen ein vom medizinischen Führungspersonal mitgestaltetes und mitgetragenes Qualitätsmanagement gewährleisten. Der Medizinische Beirat besteht aus vier erfahrenen, langjährig im Konzern tätigen Chefärzten, während die Fachgruppen sich aus leitenden Ärzten eines Fachgebietes (z.B. der Geriatrie) aller Kliniken zusammensetzen. Die Mitglieder einer Fachgruppe treffen sich zweimal jährlich und sollen auch sonst regelmäßig miteinander kommunizieren, um sich fachlich auszutauschen. Die Führung übernimmt ein Fachgruppenleiter, dem jeweils ein Mitglied der Geschäftsführung, des medizinischen Beirates und der zentralen Abteilung „Medizinische Entwicklung" zur Seite gestellt ist. Derzeit gibt es Fachgruppen für alle großen medizinischen Fachgebiete wie der Inneren Medizin, Pädiatrie, Chirurgie, Urologie, Orthopädie, Gynäkologie/Geburtshilfe, Hals-Nasen-Ohren-Heilkunde, Psychiatrie, Anästhesie/Intensivmedizin, Geriatrie, Radiologie sowie Pflege und Verwaltung.[218] Ziel dieser Gremien ist das Vorantreiben von Innovationen, Wissenstransfer und eine entsprechende Qualitätsentwicklung innerhalb der Helios Kliniken durch die Auseinandersetzung mit den internen Qualitätskennzahlen und den Ergebnissen der Peer- und Selbst-Reviews.

3.2.3.2 Kritische Würdigung

Die Helios Kliniken nehmen auf dem Gebiet der Veröffentlichung von Qualitätskennzahlen in Deutschland eine Vorreiterrolle ein. Nach dem Motto „Transparenz schafft Sicherheit" hat sich Helios dafür entschieden, ein umfangreiches Qualitätsmanagement zu betreiben. Ziel ist es, den Vorbehalten sowohl in der Bevölkerung aber auch von Seiten der Pflegekräfte und Ärzte gegen private Klinikketten entgegenzutreten. Durch die Installierung des Medizinischen Beirates und der Fachgruppen sind die Chefärzte nicht mehr autonom in ihrem Fachgebiet. Ihre Arbeit wird nach außen hin transparent und einem internen Benchmarking unterzogen, in dem sich Chefärzte mitunter vor ihren Fachkollegen erklären müssen. Die Sorge eines Chefarztes vor mehr Transparenz scheint dann nicht unbegründet zu sein, wenn die Sterblichkeitsrate seiner Abteilung signifikant höher ist als in anderen Fachabteilungen des Konzerns oder wenn Verweildauern weit über den durchschnittlichen Aufenthaltszeiten in Vergleichskrankenhäusern liegen. Für solche Fälle gibt es das interne Peer-Review-Verfahren[219], bei dem zwei oder drei leitende Ärzte anderer Helios Kliniken die Patientenakten des betroffenen Chefarztes durchgehen. Offensichtliche Fehler oder unbefriedigende Behandlungsabläufe werden herausgearbeitet und Veränderungsprozesse initiiert. Dabei soll das Verfahren nicht Unsicherheit verursachen, sondern als kollegialer Lernprozess verstanden werden, der auf gegenseitigem Vertrauen basieren soll. In einem Selbst-Review-Verfahren können Chefärzte über die üblichen klinischen Todesfallkonferenzen hinaus die in Ihrer Abteilung aufgetretenen Todesfälle auf Verbesserungsmöglichkeiten im Behandlungsprozess hin durchleuchten.[220]

---

[218] Vgl. Helios Kliniken GmbH (2005), S. 102.
[219] Vgl. Kapitel 2.1.2.
[220] Vgl. Helios Kliniken GmbH (2005), S. 103.

Ein Blick in den Medizinischen Jahresbericht der Helios Kliniken kann für Patienten auch deshalb von Vorteil sein, weil die Zielerreichung in Form von Sterblichkeitsraten offen dargelegt wird. Eine Gegenüberstellung mit den erreichten Ergebnissen in dem betreffenden Jahr zeigt dem interessierten Leser sofort den Zielerreichungsgrad an, der zudem mit einem ausformulierten Text zu jedem Konzernziel hinterlegt ist. Die Helios Kliniken sprechen auch solche Bereiche an, die das Konzernziel nicht erreicht haben und versuchen darzulegen, welche Anstrengungen unternommen werden, um sich möglichst bald dem Ziel anzunähern.

Als zentrale Probleme bzw. Ansatzpunkte für Qualitätsverbesserungen, die über das Peer-Review-Verfahren ermittelt wurden, werden im Medizinischen Jahresbericht folgende Punkte beschrieben:[221]

- Die unzureichende interdisziplinäre und abteilungsübergreifende Zusammenarbeit,
- das Fehlen konsequent und zeitnah verfolgter Arbeitsdiagnosen,
- die mangelnde Einhaltung von Leitlinien und Standards,
- die unvollständige Dokumentation und
- die unzulängliche Organisation und Stringenz des Behandlungsprozesses.

Diskussionswürdig im Zusammenhang mit dem Medizinischen Jahresbericht ist, inwieweit die Reduzierung der Sterblichkeit und die Verkürzung der Verweildauer die allein richtigen Indikatoren für eine Verbesserung der Qualität sind. Zweifelsohne lässt sich ein Patient, der zwei oder mehr Krankenhäuser miteinander vergleichen will, von einem besonders niedrigeren Anteil der Todesfälle in einem bestimmten Krankheitsbild beeindrucken. Die Frage stellt sich aber, ob nicht auch andere Qualitätsparameter, wie Wundinfektionsraten und Nahtinsuffizienzen gemessen werden sollten, um die Ergebnisqualität der Behandlung adäquat darzustellen. Die Helios Kliniken sehen in der Sterblichkeit „eine[n] der wichtigsten Parameter der medizinischen Ergebnisqualität"[222] und legen deshalb ihr Hauptaugenmerk auf diese Größe. Zwar erfolgt eine Unterteilung in Gruppen mit unterschiedlichen Zielsetzungen (z.B. Low- und High-Risk-Prozeduren), dennoch

---

[221] Vgl. Helios Kliniken GmbH (2005), S. 112.
[222] Quelle: Helios Kliniken GmbH (2005), S. 35.

bleiben Zweifel, ob die Sterblichkeit der diesbezüglich einzige geeignete Qualitätsparameter ist.

Auch in Bezug auf die Verweildauer stellt sich die Frage, ob ihre Verkürzung als
Indiz für eine bessere medizinische Versorgung gelten kann. Denn es könnte sein,
dass eine besonders kurze Verweildauer dadurch erzwungen wird, dass an der
ärztlich-pflegerischen Fürsorge gegenüber den Patienten gespart wird. Zudem
stellt sich die Frage, ob die Verweildauer im Zeitalter der Fallpauschalen nicht
eigentlich eine wirtschaftliche Größe ist. Dagegen lässt sich aus wirtschaftlicher
Sicht so argumentieren, dass es in Zeiten knapper Kassen die Pflicht der Krankenhäuser ist, die vorhandenen Ressourcen möglichst optimal einzusetzen. Dennoch klagen speziell auch die Rehabilitationseinrichtungen über einen erhöhten
Aufwand durch „blutige Entlassungen" und damit höhere Kosten.

Der Medizinische Jahresbericht der Helios Kliniken ist sicherlich ein interessanter und auch sinnvoller Ansatz, um mehr Transparenz für Patienten zu schaffen.
Dennoch haben auch die privaten Krankenhausträger mit dem zentralen Problem
zu kämpfen, die Qualität der Patientenbehandlung adäquat darzustellen.

4 Aspekte der Umsetzung in der Praxis

4.1 Heterogene Dokumentationspflichten

Mit der Teilnahme an der externen Qualitätssicherung, den Disease Management Programmen (DMP) und anderen Aktivitäten müssen die Krankenhäuser unterschiedlichen Dokumentationsverpflichtungen gerecht werden. Problematisch dabei sind die unterschiedlichen Inhalte, die die jeweiligen Gremien einfordern. Das Brustzentrum am Klinikum Nürnberg beispielsweise muss seine Fälle an die BAQ und das Tumorzentrum übermitteln. Darüber hinaus verlangen die Teilnahme am Disease Management Programm und die DRG-Basisdokumentation eine Erfassung unterschiedlicher Patientendaten. Der Umfang der ärztlichen Dokumentationspflicht bestimmt sich weitgehend nach den Dokumentationszwecken:

- Therapiesicherung,
- Beweissicherung,
- Rechenschaftslegung über die erbrachten medizinischen Leistungen,
- Erlössicherung und
- Kostenkalkulation durch das InEK.

Für jede Anspruchsgruppe muss derzeit in vielen Krankenhäusern noch separat dokumentiert werden. „Die Regelung von Ausnahmetatbeständen, die neue Vertragsvielfalt, das auf medizinischen Diagnose- und Prozedurenschlüsseln basierende DRG-Fallpauschalen-Entgeltsystem und vor allen Dingen die zunehmende Detail-Verliebtheit des Gesetzgebers haben zu einer unerträglichen Zunahme von Verwaltungsaufwand und Dokumentationspflichten geführt."[223] Für die Abrechnung der jährlich zunehmenden Anzahl von Zusatzentgelten und für die Kalkulation der Relativgewichte durch das InEK wird außerdem eine umfangreiche fallbezogene Erfassung der verbrauchten Materialien und erbrachten Leistungen notwendig.

---

[223] Quelle: Rieser, S. (2005), S. 1360-1361.

Ein Lösungsansatz wäre, falls keine Widersprüche auftreten, die Vereinigungs-
menge der unterschiedlichen Dokumentationen zu erfassen, und diese dann an die
verschiedenen Gremien weiterzuleiten. Rechtsverordnungen durch den Gesetzge-
ber müssten so geändert werden, dass DMP-Daten nicht nur für Disease Management Programme genutzt werden dürfen. Der ohnehin enorm gestiegene Dokumentationsaufwand durch die Einführung der DRGs etwa wird im Brustzentrum Nürnberg durch die Übermittlung von Tumordaten für das klinische Krebs-
register weiter erhöht. Wichtige Daten, wie das Erstdiagnosedatum zur Ermittlung der Überlebenszeiten oder der tumorfreien Zeiten, das Tumorstadium, die
histologischen Befunde, die Tumorklassifikationen und die Therapieergebnisse,
die für das Tumorzentrum entscheidend sind, müssen in statistisch auswertbarer
Form vorliegen, um die klinische Qualitätssicherung in der Tumortherapie zu
gewährleisten. Weiterhin ist die Ressource Arzt angesichts hoher Arbeitsverdich-
tung, steigenden Fallzahlen von schwer Erkrankten, Ärztemangel und ökonomi-
schem Druck freizusetzen für seine ursprüngliche Aufgabe, Kranke zu versorgen.
Jede eingesparte Minute überflüssiger und doppelter Dokumentation kommt der
Zuwendung für die Patientinnen und Patienten zugute.

4.2   Heterogene Werkzeuge

Aufgrund der unterschiedlichen Inhalte, die ein Krankenhaus zu dokumentieren
hat, gibt es bereits unterschiedliche Werkzeuge, die diese Arbeit erledigen können, die aber keine direkte Anbindung an das Krankenhausinformationssystem
(KIS) haben.

Zu unterscheiden sind auf der einen Seite die konventionellen Berichtspflichten,
wie die DRG-Basisdokumentation oder die Erstellung eines Arztbriefes, und auf
der anderen Seite die speziellen Qualitätsberichte, wie sie der neue Qualitätsbericht nach § 137 SGB V[224] fordert. Allerdings sind diese Vorgaben auf der gesetzlichen Seite meist unkoordiniert und die Vielzahl von Änderungen können nicht
ausreichend zeitnah umgesetzt werden. Selbst die Softwarefirma SAP realisiert
gerade einmal drei Prozent ihres Gesamtumsatzes mit Produkten für das Kran-

---

[224]   Vgl. Kapitel 3.1.2.

kenhaus, und speziell das Software-Tool IS-H macht insgesamt nur ein Prozent des SAP-Umsatzes aus. Diese Tatsache belegt, dass es für Softwarefirmen wenig attraktiv ist, umfassende, ganzheitliche Lösungen für ein Krankenhausinformationssystem zu schaffen. Doch welche Gründe gibt es dafür? Einerseits ist sicherlich die Unkoordiniertheit der Inhalte, die zu dokumentieren sind, ein Grund dafür, dass die Softwarefirmen den Krankenhausmarkt als wenig lukrativ bezeichnen. Die angesprochenen häufigen strukturellen Änderungen im gesetzlichen Bereich und Modifikationen in der Entgeltordnung machen eine zeitnahe Umstellung des Informationssystems, wie es Krankenhäuser benötigen würden, unmöglich. Eine komplette Neustrukturierung des KIS würde die Kosten in die Höhe treiben, so dass die Softwarefirmen insgesamt gesehen nur ein geringes Interesse an diesem Markt haben. Die derzeit gängige Praxis sind allenfalls Insellösungen, die meist von Programmierern mit einem gewissen medizinischen Grundwissen gestaltet werden. Diese meist sehr kostengünstigen Produkte stellen oft zwar nur eine suboptimale Lösung dar, sind aber für Firmen mit komplexen oder auch abteilungsbezogenen Lösungen der Gradmesser. Der Aufwand, einzelne kleine Insellösungen zeitnah den strukturellen Gegebenheiten anzupassen, ist wesentlich geringer und kostengünstiger zu bewerkstelligen als dies für komplexe einheitliche Systeme der großen Softwarefirmen der Fall wäre. Aufgrund dieser Tatsachen wird der Markt für umfassende Krankenhausinformationssysteme von vielen verschiedenen Anbietern beherrscht, die aber wenig Interesse daran zeigen, umfassende Lösungen für das Krankenhaus zu entwickeln.

Des Weiteren ist eine hohe Validität der Daten nicht immer gegeben. Für die tägliche Arbeit in einem Krankenhaus wäre es beispielsweise wünschenswert, wenn die nach ICD verschlüsselte Diagnose, die bei einem Patienten gestellt wird, sofort automatisch in den Arztbrief übertragen werden könnte, den eine Schreibkraft nach der Entlassung für den weiterbehandelnden Arzt erstellen muss. An dieser Stelle tritt somit häufig das Problem mehrfacher Dateneingabe auf, so dass der ohnehin schon große Aufwand bei der Dokumentation unnötigerweise weiter erhöht wird.

4.3 Unterschiedliche Zwecke der Qualitätsberichterstattung

Viele Ärzte klagen über die zunehmende Verschiebung ihrer Arbeit weg vom Patienten hin zum bürokratischen Aufwand am Schreibtisch. Ärzte müssen ihre Arbeit kontinuierlich und durchgehend dokumentieren, um unterschiedliche Zwecke der Qualitätsberichterstattung zu erfüllen. Zunächst sind in den entsprechenden Indikationen umfassende Datensätze an die BQS bzw. an die BAQ zu liefern, die beispielsweise im Klinikum Nürnberg in der Abteilung Qualitätsmanagement und Organisation auf ihre Vollständigkeit hin überprüft werden, um die geforderten Dokumentationsraten zu erreichen. Der eingeführte QS-Filter im BQS-Verfahren hilft, den Dokumentationsaufwand einigermaßen überschaubar zu gestalten und eventuelle Lücken in der Dokumentation zu schließen.

Ferner muss die Erlössicherung über den Arztbrief zeitnah gewährleistet sein, um einerseits die wirtschaftliche Handlungsfähigkeit eines Klinikums nicht zu gefährden und andererseits die Nachsorge für den Patienten durch den weiterbehandelnden Arzt sicherzustellen. Für den ambulanten Sektor und den Rehabilitationsbereich sind der Erhalt von Abschluss- und Qualitätsberichten von großer Bedeutung, um den Patienten auch weiterhin optimal betreuen zu können.

5   Ausblick und Fazit

Krankenhäuser stehen speziell in Ballungsräumen unter einem besonderen Wettbewerbsdruck. Im Moment stellt durch die Abrechnung über DRGs der Preis keinen Wettbewerbsfaktor dar. Deshalb findet die Behauptung am Markt zunehmend über Qualitätsmerkmale statt, eine Entwicklung, die sich auch in Zukunft eher noch verstärken dürfte. Zusätzlicher Druck wird auch durch die Arbeit von einzelnen Pionieren auf diesem Gebiet (z.B. die Helios Kliniken GmbH[225]) ausgeübt, durch die die Öffentlichkeit allgemein mehr Transparenz in der Behandlung von Patienten einfordert. Eine entscheidende Bedeutung bei der Veröffentlichung von Ergebnisdaten im Krankenhaus kommt der Risikoadjustierung zu. Sterberaten müssen zwangsläufig risikoadjustiert sein, um die Vergleichbarkeit sicherstellen zu können. Selbst dem Laien erscheint es einleuchtend, dass ein Krankenhaus mit einem Durchschnittsalter seiner Patienten von über 70 Jahren mit hoher Wahrscheinlichkeit nicht die gleiche Sterblichkeitsrate aufweist wie ein Krankenhaus mit Patienten, die ein Durchschnittsalter von 55 Jahren haben. Um keinen falschen Eindruck in der Öffentlichkeit zu erwecken, müssen Daten deshalb abhängig vom Risikokollektiv publiziert werden. Derzeit erfolgt die freiwillige Verbreitung der meisten Qualitätsdaten noch aus Marketinggründen, zumal im stationären Sektor die Weiterempfehlung durch ehemalige Patienten, Bekannte und Angehörigen nach wie vor eine große Rolle spielt. Eine positive Darstellung der erbrachten Qualität soll somit zu einer größeren Bekanntheit und einer hohen vermuteten Qualität führen.

Um eine wirklich überzeugende Qualitätsanmutung beim Leser zu erreichen, muss sich allerdings erst eine qualifizierte Qualitätsberichterstattung entwickeln. In Deutschland steckt man diesbezüglich mit der erstmaligen Veröffentlichung des strukturierten Qualitätsberichtes nach § 137 SGB V noch in den Kinderschuhen. Ein Konzept für eine aussagekräftige Qualitätsberichterstattung fehlt bislang. Ausgehend vom Bedarf und den dafür erforderlichen Behandlungsergebnissen müssten geeignete Messgrößen und Mindesterfordernisse bestimmt werden, die dann auf die Prozesse und Strukturen der Krankenbehandlung auszurichten sind.

---

[225] Vgl. Kapitel 3.2.3.

Erst anschließend ist es sinnvoll, die Qualität und die zugrunde liegenden Prozesse und Strukturen zu bewerten.[226] In Bezug auf die Bewertung ist es wiederum entscheidend, Patienten angemessen zu gruppieren. Dies ist jedoch oftmals methodisch problematisch. Beispielsweise müsste man, um die Qualität von Herzklappenoperationen bewerten zu können, alle Patienten zunächst nach Geschlecht und Altersgruppen unterteilen. Eine weitere Untergliederung nach Nebenerkrankungen führt häufig zu einem sehr kleinen Patientenkollektiv. Diese kleine Gruppe von Patienten wäre zwar in sich homogen, ein auftretender Todesfall bei fünf operierten Patienten würde allerdings sogleich in einer Mortalitätsrate von 20 % resultieren. Ob diese Sterblichkeitsrate nun als repräsentativ für den Operateur oder sogar für das gesamte Krankenhaus gelten kann, ist zumindest diskussionswürdig. Sinnvoller erscheint dagegen, Kennzahlen wie die Rezidivrate bei Leistenhernien aufgrund von Komplikationen oder unerwünschte Begleiterscheinungen wie nosokomiale Infektionen zu veröffentlichen, über deren Bedeutung bereits ein breiter Konsens besteht.

Um im Krankenhaus das Verhältnis von Nutzen und Aufwand der Qualitätsberichterstattung positiv zu gestalten, sollte es für Ärzte selbstverständlich sein, bei elektiven Eingriffen über die Qualität ihrer Arbeit zu berichten. Die in diesem Zusammenhang vorgesehenen Mindestmengenregelungen stellen dann eine sinnvolle Grenze dar, wenn das handwerkliche Grundkönnen eines Operateurs fehlt. Zur Verdeutlichung ein Beispiel: Angenommen, ein begnadeter Operateur führte über sein gesamtes Fachgebiet hinweg Eingriffe aus, die in der Anzahl eher als gering einzustufen aber meist sehr kompliziert sind. Ein durchschnittlicher Operateur hingegen führte in einer speziellen Disziplin seines Fachgebietes sehr viele Eingriffe durch. Ist es sinnvoll, den begnadeten Operateur bestimmte Eingriffe, bei denen er die Mindestmenge nicht erreicht, nicht mehr durchführen zu lassen? Zweifellos besteht aufgrund der erzielten Routine ein genereller Zusammenhang zwischen Anzahl der Eingriffe und deren Qualität. Dieser ist allerdings im Einzelfall nicht immer gegeben und deshalb zu überdenken.

---

[226] Vgl. Hildebrand, R. (2005), S. 43.

Abschließend kann festgehalten werden, dass in Deutschland die (Ergebnis-) Qualität in der stationären Versorgung bisher weitgehend im Dunkeln bleibt. Dies soll nicht bedeuten, dass die Qualität in deutschen Krankenhäusern niedrig ist, sie ist aber den interessierten Anspruchsgruppen zum Großteil (noch) nicht transparent gemacht. Aufgrund der sektoralen Trennung erfahren die Krankenhäuser kaum etwas über die Entwicklung der Patienten nach der Entlassung. Im Zuge der integrierten Versorgung und der damit verbundenen Zusammenführung der Sektoren könnten diese Defizite langfristig behoben werden. Diesbezüglich steht Deutschland erst am Anfang. Das Verfahren der BQS liefert derzeit die besten Resultate in Bezug auf die Darstellung der (Ergebnis-) Qualität im Krankenhaus. Der strukturierte Qualitätsbericht ist ein erster Ansatz, um für alle interessierten Parteien mehr Transparenz in der Patientenbehandlung zu schaffen. Die Aufnahme von Ergebnissen der externen stationären Qualitätssicherung ist in den nächsten Jahren sinnvoll. Darüber hinaus sollten die Ansätze des Qualitätsmodells Krankenhaus (QMK) und der Qualitätssicherung mit Routinedaten (QSR) weiter aufmerksam verfolgt werden, um einerseits den Aspekt der Ergebnisqualität (QMK) stärker zu betonen und andererseits mit geringem Aufwand zu flächendeckend verwertbaren Ergebnissen zu gelangen (QSR) und Benchmarking durchführen zu können, die allen Beteiligten im Sinne einer versorgungsgesicherten Zukunft nützen werden.

Literaturverzeichnis

BÄK – Bundesärztekammer (Hrsg.) (1998)

Leitfaden Qualitätsmanagement im deutschen Krankenhaus, unter Mitarbeit von Kolkmann, F.-W., Seyfarth-Metzger, I., Stobrawa, F., 2. Auflage, München.

Beyer-Rehfeld, A. (1999)

Größtes Interesse für EFQM, in: Krankenhaus-Umschau (ku) 68, 6, 408-409.

BQS (2004)

BQS-Qualitätsreport 2003, Qualität sichtbar machen, Düsseldorf.

Brandmaier, R., Fischenbeck, E., Heinz-Leisenheimer, M., Radtke, D. (2003)

Die Gesamtatmosphäre entscheidet, ob Patienten eine Klinik weiterempfehlen, in: führen & wirtschaften im Krankenhaus (f&w) 20, 5, 461-465.

Bruns, J. (2004)

Die Sicht der Krankenkassen, in: Mitten in der Reform: Perspektiven für das Krankenhaus, 9. f&w-Kompass-Konferenz im Dezember 2003 in Kassel, in: führen & wirtschaften im Krankenhaus (f&w) 21, 1, 63.

CMS (2005a)

Quality Fact Sheet, URL: http://www.cms.hhs.gov/quality/QualityFactSheet.pdf [Stand: 17.08.2005 15:14].

CMS (2005b)

Hospital Quality Initiative Overview, URL: http://www.cms.hhs.gov/quality/hospital/overview.pdf [Stand: 17.08.2005 15:40].

CMS (2005c)

Hospital Quality Alliance (HQA) Hospital Quality Measures 2004-2007, URL: http://www.cms.hhs.gov/quality/hospital/HQA2004_2007.pdf [Stand: 15.09.2005 10:35].

Dierks, M.-L., Schaeffer, D. (2005)

Informationen über die Qualität der gesundheitlichen Versorgung – Erwartungen und Forderungen der Patienten, in: Klauber, J., Robra, B.-P., Schellschmidt, H. (Hrsg.), Krankenhaus-Report 2004, Schwerpunkt: Qualitätstransparenz-Instrumente und Konsequenzen, Stuttgart, 135-150.

DIN (Hrsg.) (1995)

DIN-Term, Qualitätsmanagement, Statistik, Zertifizierung, Begriffe aus DIN-Normen, 2., erweiterte Auflage, Berlin.

Donabedian, A. (1980)

Explorations in Quality Assessment and Monitoring: Volume I The Definition of Quality and Approaches to its Assessment, Ann Arbor.

Drösler, S. (2004)

    Qualitätsbericht: Darf es auch mehr sein?, in: führen & wirtschaften im Krankenhaus (f&w) 21, 2, 118-122.

v. Eiff, W. (2003)

    Ringen um Vertrauen und Sympathie – Erfolgsfaktoren zur Entwicklung eines Markenstatus für Krankenhäuser, in: Krankenhaus-Umschau (ku) 72, 10, 961-964.

Ellis, V. (1994)

    Der European Quality Award, in: Stauss, B. (Hrsg.) Qualitätsmanagement und Zertifizierung – Von DIN ISO 9000 zum Total Quality Management, Wiesbaden, 277-302.

Erkert, T. (1991)

    Qualitätssicherung im Krankenhauswesen: Übertragbarkeit nordamerikanischer Ansätze auf die Bundesrepublik Deutschland, Konstanz.

European Foundation for Quality Management (EFQM) (Hrsg.) (1997)

    Selbstbewertung anhand des EFQM-Modells für Business Excellence: Richtlinien für den Öffentlichen Sektor, Brüssel.

European Foundation for Quality Management (EFQM) (Hrsg.) (2000)

    Das EFQM-Modell für Excellence – Öffentlicher Dienst und soziale Einrichtungen, deutsche überarbeitete Ausgabe, Brüssel.

European Foundation for Quality Management (EFQM) (Hrsg.) (2003a)

    Excellence einführen, Brüssel, URL: http://www.deutsche-efqm.de/download/ Excellence_einfuehren_2003(9).pdf [Stand: 02.08.2005 13:00].

European Foundation for Quality Management (EFQM) (Hrsg.) (2003b)

    Die Grundkonzepte der Excellence, Brüssel, URL: http://www.deutsche-efqm.de/download/Grundkonzepte_der_Excellence_2003(3).pdf [Stand: 02.08.2005 13:03].

Gemeinsamer Bundesausschuss (2003)

    Vereinbarung gemäß § 137 Abs. 1 Satz 3 Nr. 6 SGB V über Inhalt und Umfang eines strukturierten Qualitätsberichts für nach § 108 SGB V zugelassene Krankenhäuser, URL: http://www.g-ba.de/cms/upload/pdf/abs7/beschluesse/2004-08-17-Vereinbarung-Qualitaetsbericht.pdf [Stand: 08.08.2005 12:11]

Gorschlüter, P. (1999)

    Das Krankenhaus der Zukunft: Integriertes Qualitätsmanagement zur Verbesserung von Effektivität und Effizienz, Stuttgart.

Hahne, B. (1999)

    Beitrag zur Entwicklung eines modularen TQM-Modells für das Krankenhauswesen, Berlin.

Helios Kliniken GmbH (2003)

    Medizinischer Jahresbericht 2002 – Kompetenz in Medizin, Fulda, URL: http://www.heliosklinken.de/stellent/groups/publikation/@zentrale/documents/hlwebpdf/hel_008600.pdf [Stand: 16.08.2005 16:25].

Helios Kliniken GmbH (2004)

Medizinischer Jahresbericht 2003 – Kompetenz in Medizin, Fulda, URL:
http://www.heliosklinken.de/stellent/groups/publikation/@zentrale/documents/helwebpd
f/hel_016060.pdf [Stand: 16.08.2005 16:41].

Helios Kliniken GmbH (2005)

Medizinischer Jahresbericht 2004 – Kompetenz in Medizin, Qualitätsführerschaft durch
Qualitätsmanagement, Fulda, URL:
http://www.helioskliniken.de/stellent/groups/publikation/@zentrale/documents/helwebp
df/hel_022822.pdf [Stand: 16.08.2005 15:46].

Heller, G., Swart, E., Mansky, T. (2003)

Qualitätsanalysen mit Routinedaten. Ansatz und erste Analysen aus dem Gemein-
schaftsprojekt „Qualitätssicherung mit Routinedaten" (QSR), in: Klauber, J., Robra, B.-
P., Schellschmidt, H. (Hrsg.), Krankenhaus-Report 2003, Stuttgart, 271-288.

Hellmann, W. (Hrsg.) (2002)

Qualität meistern – KTQ im EFQM-Kontext, ku-Sonderheft.

Hildebrand, R. (2001)

EFQM, in: Lauterbach, K. W., Schrappe, M. (Hrsg.) Gesundheitsökonomie, Qualitätsmanagement und Evidence-based Medicine, Stuttgart, 435-439.

Hildebrand, R. (2002)

Was KTQ und EFQM verbindet – und was sie trennt, in: Hellmann, W. (Hrsg.), Qualität
meistern – KTQ im EFQM-Kontext, ku-Sonderheft, 2-8.

Hildebrand, R. (2005)

Qualitätsberichterstattung in Deutschland heute, in: Klauber, J., Robra, B.-P.,
Schellschmidt, H. (Hrsg.), Krankenhaus-Report 2004, Schwerpunkt: Qualitätstransparenz – Instrumente und Konsequenzen, Stuttgart, 27-47.

Hildebrand, R., Möller, J., Schimmelpfennig, K., Schubert, H.-J. (2001)

Was ist besser für das Krankenhaus: EFQM oder KTQ?, in: führen & wirtschaften im
Krankenhaus (f&w) 18, 3, 244-246.

JCI (2002)

Joint Commission Internationale Standards für Krankenhäuser, Oakbrook Terrace.

JCAHO (1998)

1998 Hospital Accreditation Standards (HAS), Standards, Intents, Oakbrook Terrace.

JCAHO (2005a)

Health Care Professional Quality Report User Guide 2005, URL:
http://www.jcaho.org/quality+check/qr_hap_pro7_05.pdf [Stand: 06.09.2005 16:19].

JCAHO (2005b)

Hospital Accreditation Standards 2005, Oakbrook, Terrace. URL: www.jcaho.org
[Stand: 14.09.2005 14:56]

Jonitz, G., Walger, M. (2001)

Die Zertifizierung von Krankenhäusern nach KTQ, in: führen & wirtschaften im Krankenhaus (f&w) 18, 1, 26-28.

Jürgens, A., Allkemper, T. (2000)

Auch Krankenhäuser brauchen ein Risikomanagement, in: führen & wirtschaften im Krankenhaus (f&w) 17, 6, 632-637.

Kaltenbach, T. (1991)

Qualitätsmanagement im Krankenhaus: Qualitäts- und Effizienzsteigerung auf der Grundlage des Total Quality Management, Melsungen.

Klauber, J., Robra, B.-P., Schellschmidt, H. (Hrsg.) (2004)

Krankenhaus-Report 2003, Schwerpunkt: G-DRGs im Jahre 1, Stuttgart.

Klauber, J., Robra, B.-P., Schellschmidt, H. (Hrsg.) (2005)

Krankenhaus-Report 2004, Schwerpunkt: Qualitätstransparenz – Instrumente und Konsequenzen, Stuttgart.

Kleinsorge, P. (1994)

Geschäftsprozesse, in: Masing, W. (Hrsg.), Handbuch Qualitätsmanagement, München, 49-64.

Kolkmann, F.-W., Scheinert, H.-D. (1998)

Zertifizierung von Krankenhäusern, in: Deutsches Ärzteblatt 95, 31-32, 1544-1547, URL: http://www.aerzteblatt.de/v4/archiv/pdf.asp?id=12531 [Stand: 27.07.2005 15:41].

Lang, J. (1999)

Patientenorientierung als Strategie, in: Krankenhaus-Umschau (ku) 68, 6, 404-406.

Lanz, C. (2004)

Patientenbefragungen: aber welche?, in: führen & wirtschaften im Krankenhaus (f&w) 21, 6, 596-602.

Lauterbach, K. W. (2005)

Erste Trends in der Neuausrichtung der Krankenhäuser im Wettbewerb, in: Allein die Qualität entscheidet über die Zukunft der Kliniken, 10. f&w-Kompass-Konferenz in Kassel, in: führen & wirtschaften im Krankenhaus (f&w) 22, 1, 45.

Lauterbach, K. W., Schrappe, M. (Hrsg.) (2001)

Gesundheitsökonomie, Qualitätsmanagement und Evidence-based Medicine, Stuttgart.

Leber, W.-D. (2004)

Qualitätsberichte ohne Ergebnisqualität, Zur Bedeutung des Qualitätsberichtes aus Sicht der Krankenkassen, in: Krankenhaus-Umschau (ku) 73, 5, 378-380.

Lehr, A. (2005)

Krankenhauspolitische Chronik: 2000 bis 2004 (Juli), in: Klauber, J., Robra, B.-P., Schellschmidt, H. (Hrsg.), Krankenhaus-Report 2004, Schwerpunkt: Qualitätstransparenz – Instrumente und Konsequenzen, Stuttgart, 269-288.

Lüngen, M., Lauterbach, K. W. (2002)

Ergebnisorientierte Vergütung bei DRG: Qualitätssicherung bei pauschalierender Vergütung stationärer Krankenhausleistungen, Berlin.

Lütticke, J., Schellschmidt, H. (2005)

Qualitätsberichte nach § 137 SGB V – Bewertung und Vorschläge zur Erweiterung, in: Klauber, J., Robra, B.-P., Schellschmidt, H. (Hrsg.), Krankenhaus-Report 2004, Schwerpunkt: Qualitätstransparenz – Instrumente und Konsequenzen, Stuttgart, 197-211.

Masing, W. (Hrsg.) (1994)

Handbuch Qualitätsmanagement, München.

Matthes, N., Wiest, A. (2005)

Veröffentlichung von Qualitätsdaten für Krankenhäuser in den USA, in: Klauber, J., Robra, B.-P., Schellschmidt, H. (Hrsg.), Krankenhaus-Report 2004, Schwerpunkt: Qualitätstransparenz – Instrumente und Konsequenzen, Stuttgart, 49-74.

Möller, J. (1998)

Die Betonung liegt auf der Ergebnisqualität, in: Krankenhaus-Umschau (ku) 67, 5, 315-322.

Möller, J. (2001)

Nicht entweder – oder, sondern sowohl als auch – Qualitätsmanagement im Krankenhaus durch Verknüpfung von EFQM und KTQ, in: ku-Sonderheft: Qualitätsmanagement, 6, 21-24.

Mohr, V. (2004)

Gesundheitskosten und ihr Gegenwert, Stand des BQS-Verfahrens für die Qualitätsdarstellung der Krankenhäuser, in: Krankenhaus-Umschau (ku) 73, 5, 374-376.

Mohr, V. (2005)

„Externe stationäre Qualitätssicherung 2003" Krankenhäuser 2003: Insgesamt gute Behandlungsqualität – Auffällige Ergebnisse werden untersucht, in: Qualitätsmanagement in Klinik und Praxis, 13, 2, 33-35.

Müller, M. (1999)

Qualitätsmaßstab und Orientierungshilfe – Patientenbefragungen und ihr Nutzen für das Qualitätsmanagement, in: Krankenhaus-Umschau (ku) 68, 9, 644-647.

Müller, J. (2001)

Umfassendes und nachhaltiges Qualitätsmanagement im Krankenhaus – Diskussion von Referenzmodellen und zukunftsorientierten Strategien im Rahmen der wissenschaftlichen Begleitung einer DIN EN ISO-Zertifizierung, Nürnberg.

Otte, T. (2002)

Der Patient als Gast: Neue Wege zum patientenorientierten Service, in: führen & wirtschaften im Krankenhaus (f&w) 19, 3, 264-267.

124

o.V. (2004)

Mitten in der Reform: Perspektiven für das Krankenhaus, 9. f&w-Kompass-Konferenz im Dezember 2003 in Kassel, in: führen & wirtschaften im Krankenhaus (f&w) 21, 1, 59-72.

o.V. (2005)

Allein die Qualität entscheidet über die Zukunft der Kliniken, 10. f&w-Kompass-Konferenz in Kassel, in: führen & wirtschaften im Krankenhaus (f&w) 22, 1, 44-49.

Pfitzinger, E. (2001)

Die Weiterentwicklung zur DIN EN ISO 9000:2000, 2. überarbeitete Auflage, Berlin.

Plamper, E., Lauterbach, K. W. (2005)

Verträge im Qualitätswettbewerb um Neue Versorgungsformen: Ergebnisse des f&w-Kompass-Spezial zu neuen Versorgungsformen, in: führen & wirtschaften im Krankenhaus (f&w) 22, 1, 38-40.

Rieser, S. (2005)

TOP VIII: Bürokratieabbau – Daten häufiger doppelt nutzen, in: Deutsches Ärzteblatt, 102, 19, 1360-1361, URL: http://www.aerzteblatt.de/v4/archiv/pdf.asp?id=46783 [Stand: 11.10.2005 10:23].

Robbers, J. (2004)

Die aktuelle gesundheitspolitische Situation und ihre Auswirkung auf die Krankenhäuser, in: o.V. (2004), Mitten in der Reform: Perspektiven für das Krankenhaus, 9. f&w-Kompass-Konferenz im Dezember 2003 in Kassel, in: führen & wirtschaften im Krankenhaus (f&w) 21, 1, 61.

Rüschmann, H.-H., Rüschmann, B., Roth, A. (2004)

Auswirkungen des DRG-Systems – Eine Untersuchung von zehn Themenkomplexen, in: führen & wirtschaften im Krankenhaus (f&w) 21, 2, 124-131.

Sachverständigenrat für die Konzertierte Aktion im Gesundheitswesen (2001)

Bedarfsgerechtigkeit und Wirtschaftlichkeit, Band I: Zielbildung, Prävention, Nutzerorientierung und Partizipation, URL: http://dip.bundestag.de/btd/14/056/1405660.pdf [Stand: 27.07.2005 14:57].

Scheinert, H. D. (2000)

KTQ-Manual inkl. KTQ-Katalog, Düsseldorf.

Scheu, C. (2002)

Qualitätsmanagement erleichtern, in: Hellmann, W. (Hrsg.), Qualität meistern – KTQ im EFQM-Kontext, ku-Sonderheft, 35-49.

Schmutte, A. (1998)

Total Quality Management im Krankenhaus, Wiesbaden.

Schneeweiss, S., Eichenlaub, A., Schellschmidt, H., Wildner, M. (2003)

Qualitätsmodell Krankenhaus (QMK) – Ergebnis-Messung in der stationären Versorgung, Bonn.

Schöffski, O. (2000)

Nutzentheoretische Lebensqualitätsmessung, in: Schöffski, O., Schulenburg, J.-M. Graf
v. d. (Hrsg.), Gesundheitsökonomische Evaluationen, 2. vollständig überarbeitete Auflage, Berlin, 261-308

Schöffski, O., Schulenburg, J.-M. Graf v. d. (Hrsg.) (2000)

Gesundheitsökonomische Evaluationen, 2. vollständig überarbeitete Auflage, Berlin.

Schrappe, M., Wolf-Ostermann, K., Schlichtherle, S., Lauterbach, K. W. (2000)

Das interne Qualitätsmanagement nimmt zu, in: führen & wirtschaften im Krankenhaus
(f&w) 17, 5, 478-480.

Schröder, C., Riedel, S., Schmutzer, G., Brähler, E., Schwarz, R. (2004)

Inhousebefragung zur Patientenzufriedenheit in einem Klinikum der Maximal-
versorgung – Ein Praxisbericht, in: Gesundheitswesen 2004, 66, 674-681.

Selbmann, H.-K. (2004)

Es klafft noch eine große Lücke – Die integrierte Versorgung und die Darlegung der
Qualität, in: Krankenhaus-Umschau (ku) 73, 5, 370-372.

SGB V (2005)

Fünftes Buch Sozialgesetzbuch vom 20. Dezember 1988 (BGBl. I S. 2477), zuletzt geändert am 26.05.2005 (BGBl. I S. 1418).

Stobrawa, F. (2001)

KTQ – ein umfassendes Qualitätsmanagement- und Zertifizierungskonzept für deutsche
Krankenhäuser, in: Lauterbach, K. W., Schrappe, M. (Hrsg.) Gesundheitsökonomie,
Qualitätsmanagement und Evidence-based Medicine, Stuttgart, 440-444.

Strang, A., Schulze, S. (2004)

Integrierte Versorgung – Mit neuen Partnern über alte Grenzen, in: Gesundheit und Gesellschaft 7, 10, 32-37, URL: http://www.krankenhaus-
aok.de/imperia/md/content/partnerkrankenhaus/pdf2/artikel_strang_gug_10_2004.pdf
[Stand: 14.09.2005 11:19].

Swertz, P., Möller, J. (1999)

EFQM-System auf Erfolgskurs, in: Krankenhaus-Umschau (ku) 68, 6, 398-401.

Szczurko, P. (2000)

Schluss mit der Qual der Wahl, in: Krankenhaus-Umschau (ku) 69, 2, 80-83.

Thaller, G. E. (2000)

ISO 9001 Software-Entwicklung in der Praxis, 2., aktualisierte und erweiterte Auflage,
Hannover.

Ulsenheimer, K. (2001)

Risk-Management, in: Lauterbach, K. W., Schrappe, M. (Hrsg.) Gesundheitsökonomie,
Qualitätsmanagement und Evidence-based Medicine, Stuttgart, 333-338.

Viethen, G. (1995)

Qualität im Krankenhaus: Grundbegriffe und Modelle des Qualitätsmanagements, Stuttgart.

Wengle, H. (1998)

Grundlagen des Qualitätsmanagement im Spital, Qualität: Begriff, Konzepte, Management, Managementsysteme, Frankfurt.

Schriften zur Gesundheitsökonomie

HERZ

Health Economics Research Zentrum
Buchweizenfeld 27
31303 Burgdorf
Fax: +49(0)5136/976187
email: herz@schoeffski.de

Bisher erschienen:

Band 1   *Steininger-Niederleitner, M., Sohn, S., Schöffski, O. (2003)*
Managed Care in der Schweiz und Übertragungsmöglichkeiten nach
Deutschland
ISBN 3-936863-00-8, 172 S., 18 Abb., Geb. EUR 19,90

Band 2   *Esslinger, A. S. (2003)*
Qualitätsorientierte strategische Planung und Steuerung in einem sozia-
len Dienstleistungsunternehmen mit Hilfe der Balanced Scorecard
ISBN 3-936863-01-6, 276 S., 36 Abb., 50 Tab., Geb. EUR 29,90

Band 3   *Lindenthal, J., Sohn, S., Schöffski, O. (2004)*
Praxisnetze der nächsten Generation: Ziele, Mittelverteilung und Steue-
rungsmechanismen
ISBN 3-936863-02-4, 216 S., 16 Abb., 19 Tab., Geb. EUR 24,90

Band 4   *Steinbach, H., Sohn, S., Schöffski, O. (2004)*
Möglichkeiten der Kalkulation von sektorenübergreifenden Kopfpau-
schalen (Capitation)
ISBN 3-936863-03-2, 312 S., 22 Abb., 28 Tab., Geb. EUR 29,90

Band 5   *Glock, G., Sohn, S., Schöffski, O. (2004)*
IT-Unterstützung für den medizinischen Prozess in der integrierten Ver-
sorgung
ISBN 3-936863-04-0, 208 S., 22 Abb., Geb. EUR 24,90

Band 6   *Hagn, D., Schöffski, O. (2005)*
Orphan Drugs. A Challenge for the Pharmaceutical Industry in Europe
ISBN 3-936863-05-9, 160 S., 37 Abb., 20 Tab., Geb. EUR 19,90

Band 7 *Pelleter, J., Sohn, S., Schöffski, O. (2004)*
Medizinische Versorgungszentren. Grundlagen, Chancen und Risiken
einer neuen Versorgungsform
ISBN 3-936863-06-7, 196 S., 18 Abb., Geb. EUR 24,90

Band 8 *Sohn, S. (2006)*
Integration und Effizienz im Gesundheitswesen. Instrumente und ihre
Evidenz für die integrierte Versorgung
ISBN 3-936863-07-5, 288 S., 26 Abb., 28 Tab., Geb. EUR 29,90

Band 9 *Hämmerle, P., Estelmann, A., Schwandt, M., Schöffski, O. (2006)*
Moderne Verfahren der Qualitätsberichterstattung im Krankenhaus
ISBN 3-936863-08-3, 140 S., 33 Abb., Geb. EUR 19,90